Beautiful Life

Beautiful Life

Beautiful Life

Beautiful Life

70歲是老年健康決勝點！
做好這些事，安心慢老快樂活

幸齡人生70開始

70歳が老化の分かれ道

日本精神科權威·高齡醫學專家
和田秀樹——著

林慧雯——譯

推薦

永續人生，健康的老

從事照顧事業多年，歷經各個不同失能長輩的狀況，每一個需要被照顧的長輩都有不同的故事。面對這些，個人心中有許多的感慨，總覺得普羅大眾對於「老後」要如何維持健康的觀念，還不是十分正確；總覺得老了，所有行動的不便都是理所當然的，卻不知道這些老化現象是可以透過飲食、運動，以及生活習慣來改善延緩的，正因為如此，導致許多失能的長輩原本可以不必走上這條艱難的人生道路，更耗費了不少的醫療資源！

走向高齡社會是必然的趨勢，然而能到高齡又有不錯的健康體能，才是我們追求的目標，反之高齡後的人生若都是躺在病床上，那麼高齡又有什麼意義呢！

如果我們的平均壽命是七十～八十歲，那麼能活到一百歲的人，一定有做對很多事或多做很多事。和田秀樹醫師提出七十歲是老人健康分水嶺的觀點，他提議多吃肉、多曬太陽、生活多一點變化、養成運動習慣，這應該就是「百歲人生」中，要做對很多事的內容吧。但我認為培養一個可以持續的興趣，和不要太早退休是很重要的，這也是一個永續的概念。一個良好的興趣會讓人保持愉悅的身心；不要太早退休，對高齡社會的來臨以及面對人力資源欠缺，皆會有很大的幫助。

書中對不要太早退休有一段很有意義的敘述：「年輕時是以追求財富與效率的方式工作，上了年紀之後就應該換個角度，站在幫助別人、為社會有所貢獻的立場，發揮自己的經驗與知識才對。」所以不要太早退休是配合自己的心態，慢慢調整能做的，做可以做的事情，繼續和社會連結，不要整天待在家中讓自己一直加速衰老下去，因為持續工作和活動是預防老化的最佳良藥。

和田秀樹醫師在第三章提出的七十歲面對醫療的態度，讓我耳目一新的。我不是醫學背景出身，所以無法就專業去評論。但就七十歲的長輩來說，這好像是提供一份「快樂餐」的menu。

和田秀樹醫師提到「能讓人維持長壽的醫療，以及讓人活得健康的醫療是兩回事」，我深感認同，因為維持長壽的醫療好像是「營養餐」，活得健康的醫療好像是「快樂餐」。七十歲過後，如果癌症和失智症是要面對的，在心理上把它當成老化現象之一，那就坦然地接受與面對吧！

本書第四章提到的居家安寧觀念，讓我想起二〇〇八年由倉本聰先生編劇，日本富士電視台的電視劇《風之花園》。有一幕老太太陪伴老先生，在小鎮老醫師（緒形拳飾）的居家安寧照顧下，老先生在熟悉的家裡，由老伴陪著他幸福安詳地走完最後一哩路，讓我非常動容。台灣近幾年透過在宅醫療的制度也在推廣居家安寧，但是還沒有很普遍，應該是觀念還沒準備好，也希望透過這本書讓居家安寧的觀念可以更廣泛被接受。

本書在五月出版，剛好接在四月的世界地球日之後，永續也是世界地球日其中一項很重要的議題。高齡社會的來臨，加上台灣不婚少子問題嚴重，可預見的將來，一定會大量減少勞動人口，現實狀況也可能逼得工作年齡要往後延長，七十歲以上的國民健康人數，可能會變成每個國家國力的重要指標，也是地球永續觀念的實踐，我們一起努力吧！

李宗勇

台灣銀髮產業協會／中化銀髮事業股份有限公司　理事長／總經理

推薦

銀髮族的優雅老後、平順跨越百歲人生

個人有感於台灣人口老化迅速，高齡、亞健康、獨居銀髮生活蔚為常態，因而，長年著力於智慧醫療設施發展與照護系統應用，基於「健康飲食」乃「健康壽命」之根本發想，進而跨足機能餐飲研發、製造與銷售，為高齡銀髮族提供健全生活之營養餐食，至今建立了熟食、冷凍、復熱、即食的健康飲食供應鏈，也為便捷銀髮長者購買食用，發展宅配、線上、線下、便利商店取物等多元配送措施，讓獨居銀髮族不出門也能方便愉快用餐。

當個人不經意在社群平台上看到，二〇二二上半年日本銷售第一名，現中譯名為《幸齡人生70開始》的口袋書，好奇心驅使下在日本亞馬遜購書平台，購買了十本日文原文書閱讀外，亦提供關切此議題好友分享。

作者和田醫生在書中論述，人生百年，七十歲是分水嶺，其重點在於人體內被稱為萬能細胞的iPS細胞，可以分化內臟細胞治癒病灶，卻無法分裂腦細胞治療失智症，因此要趁七十歲時身體還健壯、頭腦清晰，要持續維持運動和腦機能的運作。

隨著醫學發達，人們活到百歲將不再是夢想，尤其是女性活到九十幾歲更是司空見慣。唯，無論男女其「健康壽命」都不到七十五歲，導致高齡者行動不受限制的健康壽命，追不上日趨拉長的平均壽命現象。隨著超高齡社會即將來臨，優雅老後的百歲人生是需要積極營造的，七十幾歲的期間沒有好好過生活，即便是長壽也只是風中殘燭，最後只會成為需要長時間受到照護的高齡長者而已。

此論述引發個人尋求和田醫生，商談授權引進該書中譯本動機，出版並無私分享台灣銀髮高齡者，期許銀髮族群在詳讀本書之餘，可以預先規劃個人未來生活的心境，勇於面臨需要被照顧那天的到來，從容地度過美好的銀髮人生。

透過日籍友人福田社長，直接聯繫和田醫生有關書籍代理出版授權事宜，很快獲得和田醫生回覆，並介紹出版社詩想社金田社長，探討相關合作事宜。得知日本書籍版權輸出，必須透過具備專門的知識與經驗的代理商，協助處理相關稅法、銷售計畫及合作契約書簽署等繁雜程序。

對於書籍甚至是外國書籍出版，完全沒涉略的個人實質一大難題，所幸有秋雨文化事業張董事長水江兄及嘉實資訊徐董事長文伯兄的加持，並輾轉引薦城邦媒體集團何首席執行長飛鵬兄，允諾協助洽談代理、翻譯、印刷及出版事宜。同時，在台灣銀髮產業協會理事長，亦是中化銀髮事業李總經理宗勇兄，為此書付梓的推廣與加持，讓此書順利問世，造福台灣銀髮受眾。

聯合國對「超高齡社會」定義已修正為六十五歲以上人口占全體人口比率百分之二十一，台灣老年人口占比從百分之七增加到百分之十四，經歷了二十五年時間，日本則是二十四年。再者，從百分之十四再增加到百分之二十一耗費了八年，日本為十一年，估計從百分之二十一邁向百分之二十八「極高齡社會」只需十年，日本則為十六年，再再顯示台灣老化速度之快更甚日本（資料來源：國科會）。

二〇二五年台灣將邁入超高齡社會，二〇五〇年六十五歲以上的老年人口數將達到最高峰的七百六十六萬人（國家發展委員會推估）。換句話說，從現在起到未來二十七年間，台灣將有眾多老人出現，隨之而來的高齡照顧議題，將是少子化趨勢下，社會民眾需要學習與關注的課題。

高齡獨居指的是六十五歲以上沒有子女，或子女在不同縣市、同住者不具照顧能力。根據內政部資料顯示，全台全戶只有一名獨居長者的共有四十七・七萬戶，分佈比例分別為八十五歲以上長者有百分之二十四・六、七十五歲到八十四歲有百分之二十二・四、六十五歲到七十四歲有百分之二十一・九及其他百分之三十一・一，十年間增幅超過百分之百，顯示高齡獨居已經勢不可擋，且在我們有生之年有可能突破一百萬戶。

獨居老人生活在獨自變老的模式將可能會成為趨勢，部分高齡者會覺得孤獨生活是一件很不好，且很可怕的事情，但是亦有非常多的高齡者選擇自己要好好的孤獨，是個人選擇了孤獨而不是被迫孤獨，因此，孤老不見得是完全負向，相對的個人生活自主性會比過去來的高，孤老也可以是主動選擇。

如何過老年生活，每個人想法不盡相同，可以預先規劃個人未來生活的心境，勇於面臨需要被照顧那天的到來。高齡社會變老幾乎是每個人都會面臨的課題，從容地度過美好的銀髮人生，將可協助長者面對退休、照護、生離、死別及憂鬱症等「七十歲的危機」，通往幸福的捷徑。

簡剛民 博士
尚立集團 董事長

推薦

年過七十，您還學習嗎？

經常分享人生的關鍵轉折，是第一次生命的重要提醒，那是我四十歲的時候。

人生前二十五年讀很多教科書的我很認真的愛上閱讀，很多書籍在精讀之後送給我多面向的反思，思考人生的價值和意義就在這一次的生命轉彎。出現很多和原生家庭的價值背道而馳的想法，「為自己活」的堅持居然必須衝破巨大的橫阻，理解到人生每一刻都有選擇的考題。

接著又投資了十年的時間求證和精進，四十歲長大、五十歲成熟是我回顧自己人生的註記。

成長在醫療和重視面子的家庭，這兩大元素成為我極力掙脫的包袱，一度不解是什麼力量引領我突破這一切，我讓自己朝著正念的方向走，也讓自己順著機緣做決定。

推薦《幸齡人生70開始》就是奇特的機緣，我在順緣的指引下閱讀，然後撰述心得。

拿到老人卡接近滿兩年，三年後即將向七十歲叩關，初接觸的印象都把我歸在五十來歲的族群。

從事養生教育也是奇特的際遇，依稀記得年幼時期對於健康早已極度好奇，或許自己就一直順從內在聲音的引導。

養生就是為自己定義並記錄健康的過程，在實證經驗中，除了把養生區分養身和養心，進一步領悟到養心是認清事實和釐清因果的學習。

我看病痛有諸多面向，總結出遠離身體和遠離自己兩種路徑，多數人遠離身體也遠離自己，真相是我們無從選擇，是環境引導我們迷路。

和田秀樹醫師是醫療人，雖然專科在心理，他卻全方位觀察疾病面相，相信這本書是他醫療生涯有系統的彙整提醒。

我的教學基礎是身體大自然，距離民眾的認知有不短的距離，和田秀樹醫師就很接地氣，針對進入老年階段的民眾，這本書可以作為養護自己的入門指南。

藉由本書所聚焦的主題，聯想到我自己所體悟到的人類危機，應該說是科技所帶來的反效果，我看到人們不再閱讀也不再深度思考的嚴重後果。呼應和田秀樹醫師所言的興趣，他指出七十歲以上的人必須培養自己的興趣，興趣不會從天上掉下來，閱讀和思考會提供明確的方向。

對於工作和價值，我有類似的體悟，七十歲為何是關鍵轉折，因為多半在退休後，沒有方向和興趣的退休後才是快速老化的開始。

我總是憂心為一份薪水而找一份工作的現實，而我們的下一代幾乎都被類似的動機所綁架，放大這種現象的結果，就是人人都只求存活而不快樂。

當生活進入被動的漩渦，我們肯定失去主動的能力，嚴格說退休也是一種被動的選項，主動選擇退休的人必然有其退休規劃的準備。

在我的同儕和同學陸續退休之際，我依然堅持在工作崗位，除了每天閱讀和撰文，每天都從工作中獲得滿滿的成就。

閱讀本書的思考中，曾經閱讀過的相關書籍也被我從書架挑出來複習，最契合的一本是《幸福老年的祕密》（*Triumphs of Experience: The Men of the Harvard Grant Study*），這是一本哈佛大學格蘭特終生研究的完整報告。

格蘭特研究延續將近八十年，幾乎所有參與研究的人選都已經離世，可是研究報告出現重大的提示：人際關係是幸福人生的指標，也就是健康長壽的關鍵。

和田秀樹醫師當然不會遺漏這麼重要的觀察，他以「體貼溫和」呼應了格蘭特研究，同時呼應我心中對於親密關係的關注。

《老得好優雅》（*The Gift of Years: Growing Older Gracefully*）也是被我挑出來複習的好書，印象中這本書勾引我靈性強大的悸動，不單是作者細膩的文字，還有她的氣度。

「原諒其實對原諒者比被原諒者更重要」，我因此對於年老的氣質有所期待。

更早的一本《熟年力》也進入我的書單，這本書的原文書名《*With Purpose*》也和和田秀樹醫師的論述遙相呼應，不論您此刻是五十、六十、七十還是八十，找到自己的興趣，定義自己的價值，健康快樂的老年就從熟年開始。

年過七十，您還學習嗎？這是我的讀後心得，也是我不變的人生觀。

人生只有兩條路，一條不斷進步，另一條原地踏步。

期望能越老越有活力，只剩下學習和進步的一條路。

陳立維
自律養生之家創辦人

前言

七十歲是人生的分水嶺

身為專為高齡人士服務的精神科醫師、投入高齡醫療超過三十年的我，將著眼於七十幾歲這個年齡層，從我累積至今的臨床醫療經驗及觀察中，在本書中為大家帶來七十歲生活的靈感。

「百歲人生」這句口號已經出現許久，實際上，現在的人們，尤其是女性，活到九十幾歲早已司空見慣。隨著今後醫學的更加發達，活到百歲將不再只是夢想。

不過，在日常生活中行動不受限制的健康壽命，卻追不上拉長的平均壽命，目前無論是男女，其健康壽命都不到七十五歲。

最重要的是，若七十幾歲的這段期間沒有好好過生活，即便長壽也只是風中殘燭，最後只會成為需要長時間受到照護的高齡長者而已。

另一方面，每一位高齡長者的人生也有著極大的差距。

在二〇一六年，男性的健康壽命平均為七十二．一四歲，女性則為七十四．七九歲，但這只是平均歲數而已，有些男性就算過了八十歲，依然是精神奕奕的企業經營者或學者，甚至還有人可以跑完全馬，但也有些人才六十歲，就陷入了需要別人照護的狀態。

一般而言，大多數人到了七十歲這個年紀，頭腦跟身體應該都還是很強健才是。在這個階段採行的生活方式，將會決定自己未來可以維持活力充沛、頭腦清晰的狀態到什麼時候。

在我多年投入高齡長者醫療的經驗中，有幾件事讓我感觸良多。

保持年輕的心態、持續投入各種領域的人，就可以長久維持年輕。

而營養狀態的好壞，也決定一個人是否能夠活得健康長壽。

但比這些更重要的是，能讓人維持長壽的醫療，以及讓人活得健康的醫療是兩回事。

舉例來說，大家都知道膽固醇是長壽的大敵，可是膽固醇高的人反而不容易罹患憂鬱症，而且由於膽固醇也是男性荷爾蒙的來源之一，因此膽固醇越高的男性，反而越是活力充沛、頭腦清晰。

無論是血壓或血糖值，都是在稍高的狀態下會使頭腦更靈活清晰，因此要是服用藥物降低血壓或血糖值，頭腦就會比較容易變得混沌。

此外，在治療高血壓與高血糖時常會限制鹽分攝取及飲食，但這也可能會剝奪生活的樂趣，長久以來採行食不知味的飲食，也可能讓人成為死氣沉沉的老人。

話說回來，日本並沒有舉行過大規模的調查，證明採取這些醫療方式是否真的能讓人活得長壽。實際上，膽固醇高、體型較胖的人，到了高齡後反而死亡率較低，則是顯而易見的事實。

舊有的醫療常識都是由那些沒有實際診療過高齡人士的人所構想，在我超過三十年以上的高齡醫療臨床經驗中，我深切感受到七十幾歲這個階段的生活方式，將會大大左右往後的餘生，請大家千萬不要受到舊有醫療常識的束縛。

如果大家能相信我所說的話，而且願意嘗試各種方法讓自己健康長壽（這就是心態年輕的最佳證明），讓這本書的內容成為往後人生的靈感，就是我最大的榮幸。

目次

第一章　健康長壽的關鍵在於「七十歲」

第二章

可延遲老化的七十歲生活

第三章

七十歲面對醫療的態度會左右壽命的長度

第四章

努力克服退休、照護、生離死別、憂鬱症等「七十歲的危機」吧！

第　一　章

健康長壽的關鍵在於「七十歲」

現代的七十歲
跟以往的七十歲截然不同

我投身於專為高齡人士服務的醫療現場已經超過三十年了，我認為對於日本人而言，七十幾歲時的生活方式，將會對老年生活帶來非常重要的影響。

因為，七十幾歲的生活方式，將會決定一個人是否能盡可能延後需要別人照護的階段，以及活力充沛的生活可以持續到什麼時候。

為什麼七十幾歲的生活會如此大幅影響一個人的晚年樣貌呢？我想要先從這個問題開始娓娓道來。

比起在戰前出生的人活到七十歲之後，現代的七十幾歲人士顯然變得更加年輕有活力。

二次大戰後大量出生的戰後嬰兒潮世代（在日本專指一九四七～一九四九年出生的人們），到了二〇二〇年都已經七十幾歲了，戰後嬰兒潮可說是現代七十歲人士最具代表性的族群，而現代的七十歲比起從前的七十歲截然不同。這兩個世代的身體健康程度與年輕程度有著大幅度的差異。

舉例而言，在一九八〇年代超過六十五歲，也就是六十五～六十九歲的人，有將近百分之十的比例無法正常步行。但是到了二〇〇〇年，無法正常步行的人比例已經大幅降低至百分之二～三。

在我長年診療高齡人士的經驗中，以往七十幾歲的人，身體狀態幾乎都有如風中殘燭般孱弱衰老，但現在就算活到了七十幾歲，仍有很多人依然活力充沛，感覺起來就好像比從前年輕了十歲一樣。

為什麼現在七十幾歲，依然充滿活力的人比以往更多呢？原因應該是在於二次大戰後，營養狀態普遍獲得改善的緣故。當時受到戰後糧荒之苦的日本，收到了大量由美國提供的脫脂奶粉，從此之後改善了日本人的營養狀態。

由於成長時期的營養狀態獲得改善，日本人的壽命才得以延長、體格也變得比較強壯，到了現在才會出現年事已高，卻依然活力充沛的高齡長者。

另一方面，關於日本戰後結核病的消滅，許多人歸功於鏈黴素（Streptomycin）這種抗生素，不過實際上，由於當時人們大量攝取蛋白質，改善了營養狀態、使免疫力獲得提升，可能才是戰勝結核病的真相。

話說回來，鏈黴素是要罹患結核病後才能使用的治療用藥，並不是使結核病大幅減少的原因。而能夠預防結核病的卡介苗接種，也是從一九五〇年代後才開始施行。就算是在嬰兒時期施打卡介苗、成功避免了結核病感染，在統計上要出現明確的變化，也要至少在嬰兒成長的十年後，也就是一九六〇年代才能看得出來。

可是，結核病從一九四七年左右就開始減少了。這與美國提供救援物資，改善日本人營養狀態的時期相當。

若從戰前日本人攝取熱量的角度來看，雖然當時的人有攝取一定程度的熱量，卻驚人地缺乏蛋白質。因此當時的人們免疫力低，有非常多人因為感染結核病而死亡。

戰後因營養狀態的改善，使得結核病漸漸減少，年輕人死亡人數大幅降低，因此平均壽命也很快就獲得延長。年輕人死亡人數減少，正是增加平均壽命的關鍵。

此外，在平均壽命增長的同時，日本人的體格也變得更加強壯。在一九七〇年左右，男性平均身高正式突破一百七十公分。以前因為孩童時期營養失調的緣故，偶爾還會看見身形瘦小的高齡長者，不過現在已經完全沒有身形瘦小的高齡長者了。

在戰後出生的人們就是受到上述原因的影響，不僅平均壽命獲得延長，體格也變得比較強壯，更能常保年輕健康；而現在迎接七十歲的人們，正是這一波年輕健康長者的先驅。

現代的七十歲
繼續工作也沒問題

營養狀態普遍比日本更好的美國，也比日本更早出現比以往更有活力的七十幾歲老人。

芝加哥大學的伯妮斯·紐加頓（Bernice Neugarten）是美國的老年醫學權威，她在一九七四年提出，以往的社會通常都把六十五歲以上的長者視為高齡人士，但她認為無論是在體力或大腦認知方面，七十五歲左右的長者都與中高齡人士並無太大差異。因此，她將這個世代的族群稱之為「young-old」（年輕老人）。另一方面，有些人過了七十五歲後，大腦認知功能開始下滑，或因為疾病等原因而需要別人長期照護，她將這個族群定義為「old-old」（年長老人）。在她的提倡之下，日本也產生了將高齡人士區分為前期高齡者與後期高齡者的思考方式。

不過，在紐加頓提倡上述觀點的一九七〇年代，日本當時的七十五歲老人，不僅年輕時營養狀態不良，身形也很瘦小，比現在更早老化，因此並不像美國的高齡人士一樣充滿活力。

直到一九九〇年後，日本活力充沛的高齡長者才陸續開始增加。我從一九八八年起，於浴風會這間專門為高齡長者服務的綜合醫院工作，為許多高齡長者進行診療後，慢慢才開始產生與紐加頓一樣的想法。

我曾在一九九七年出版《七十五歲現役社會論（暫譯）》（75歳現役社会論，NHK出版）這本書，書中說明人們在七十五歲之前，大腦認知功能、體力、內臟功能都與中高齡人士並無太大差異，可以過著跟以前還在工作時一樣的生活。過了二十幾年後的現在，醫學變得更加進步，七十歲以上需要照護的人口比例也獲得改善。這樣看來，現在的日本應該不只是七十五歲，也許大多數人在八十歲之前，都可以過著與以往還在工作時一樣的生活了。

儘管目前為止，仍然有些人在七十歲便罹患重大疾病，必須被迫在醫院度過餘生、需要受到別人照護，但今後一定會有更多人可以自己照顧自己，獨立地度過七十幾歲的階段。在七十歲到八十歲的這十年間，就某個層面而言，可說是中高齡生活的延長階段。

我認為這段期間也可以稱之為人生中「最後的活躍期」。正因為七十歲是最後的活躍期，如何度過七十歲到八十歲這段期間，就會大大影響八十歲以後的老年生活。

七十歲這個年齡由於身體還能活動自如，頭腦也還很靈活清晰，因此只要多用心留意日常生活，八十歲之後就可以過著健康的生活。

不過，七十歲之後人也會變得比較脆弱，要是置之不理，就會讓衰老速度更加劇，所以最重要的就是要有意識地用心生活。

至於要怎麼用心生活呢？我會從第二章開始詳細說明。

在「百歲人生」中，七十歲就是轉捩點

現今的日本，七十歲的生活方式重要性與日俱增，原因就在於當今社會超長壽化的趨勢，使得人們衰老的期間比以往延長許多的緣故。

如同前一節所述，現在的日本人由於戰後營養狀態獲得改善，不僅壽命延長許多，也比從前的人更年輕有活力。

以前有一部從一九四七年開始連載的漫畫《海螺小姐》，漫畫中的父親角色磯野波平當時設定的年齡為五十四歲，但現在從我們的眼裡看來，他至少也有六十五歲左右。這具體地說明了日本人的外貌是如何返老還童。

不過，儘管戰後營養狀態的改善成功地讓人們返老還童、延長壽命，但我

認為大概到了一九六〇年代左右，這波成長便已經宣告結束。實際上，日本人的平均身高雖然在戰後急速成長，但最近二十年來幾乎是停滯的狀態。因為營養狀態的改善早已覆蓋至整個日本，現在的日本人已經不會再因為營養狀態的變化而對壽命造成影響了。

可是實際上，我們可以預料現在的日本人平均壽命仍會持續延長，而且以後也會活得越來越久。這是因為醫學越發進步的緣故。

由於日本人在戰後有過如此戲劇化的返老還童經驗，一聽到「百歲人生」的說法，有些人就會一廂情願地認為以後還有可能變得更年輕、壽命更延長，其實這並不是正確的認知。

要是誤以為就算到了八、九十歲，還可以像現在的七十幾歲一樣充滿活力地活躍於社會，人生的終點還會繼續往後延，這不過只是幻想而已。

事實上，以後大家並不會更返老還童，只會因為醫學的進步而「死不了」，就這麼一直活到超高齡，這才是「百歲人生」的真相。

一旦活到了八十歲，所有人都會面臨老化；另一方面，也只有壽命可以持續延長。也許就這一點而言，已經大大改變了我們原本人生的設定。以往人生中頂多只有十年的「老年」期間，現在基本上至少已經延長至十五～二十年了。

今後，在這段獲得延長的老年期間內該如何生活，肯定會成為一個重要的課題。而這段延長的老年期間會過著怎麼樣的人生，關鍵就在於人生最後的活躍期——七十歲。

正因為現在是壽命越來越長的「百歲人生」時代，七十歲的重要性才會如此與日俱增。

不是早死，就是癡呆到死的時代

前一節提到了老年期間將會持續延長，但實際上以後究竟會是什麼樣的晚年正等著我們呢？現在就開始具體思考看看吧！

由於醫學的進步，現在我們已經克服了許多疾病，使壽命獲得延長。舉例來說，戰勝結核病之後，日本人的平均壽命就延長了二十年左右。

現代的醫學以日新月異的腳步持續發展，在不久的未來，甚至可能會出現癌症的治療方式。如果真能成功戰勝癌症，人類的平均壽命應該可以再延長五年左右吧！

雖然從前以夢幻抗癌新藥之姿掀起熱議的歐狄沃（藥品名稱為納武利尤單抗，歐狄沃Opdivo為商品名稱），現在發現其實效果有限，不過相信以後也會持續研發出其他種類的藥物，一旦有治療法確定可以提升免疫活性，就一定能戰勝癌症。

此外，iPS細胞（誘導性多功能幹細胞）的研究也持續進步，功效備受期待。所謂的iPS細胞，是一種可以分化成身體各種組織與器官細胞的萬能細胞。也就是說，只要這項技術持續進步，就可能使老化的器官重返年輕。

舉例來說，當一個人發現動脈硬化時，只要將iPS細胞誘導為該處細胞，也許就能使老化的血管再生為年輕血管；或是再生出骨骼細胞，便能用來治療骨質疏鬆症。

在眼科的治療中，這項技術已經實際用來實現視網膜的再生，接下來只剩下成本的問題而已，相信在不遠的未來，將iPS細胞運用在各種再生技術與治療上的醫療方式肯定會越來越普遍。

像這樣，醫學的進步戰勝了許多原本可能致死的疾病，可以想像未來我們的壽命也將持續延長。

不過，於此同時也會出現一個很大的問題，那就是醫學的進步儘管可以在某種程度上克服癌症、心臟疾病、腦血管疾病這三大成人病；透過iPS細胞的治療就算可以讓各種器官宛若新生、重返年輕，但卻無法阻止腦部的老化，也無法使大腦重獲新生。

我們的身體無論是肝臟、腎臟、肌膚等，各部位的細胞都會進行細胞分裂，隨著時間更迭不停替換新的細胞。但只有大腦是唯一一個原則上不會製造新細胞的器官。大腦的神經細胞不會進行細胞分裂，而是一直使用相同的細胞。

因此，就算將iPS細胞大量使用在大腦神經細胞，也不見得能在大腦中進行分裂、製造出新的腦神經細胞。

假設真的可以製造新的腦神經細胞、取代舊細胞，但新的腦神經細胞也並沒有輸入原有的資訊，而是會成為一個全新的大腦。到時候可能就會需要將舊有資訊寫入新細胞的技術，但在目前的階段，這樣的技術仍屬於不可能實現的範疇。

對我們人類而言，這樣的步驟稱之為「學習」，但是在大腦中應該是因為蛋白質產生變性等某種變化所造成的反應，若能揭開其中的奧祕，也許就有可能讓再生的新腦神經細胞植入以往舊有的資訊。不過這應該也是非常久以後的願景，至少在我們的有生之年仍不可能實現。

雖然世界各地都有非常多人正在研究隨著大腦老化伴隨而來的阿茲海默症，但目前尚未出現有效的治療方式。

雖然仍只是假說的階段，一般認為阿茲海默症是由於大腦中類澱粉蛋白（amyloid）這種物質的堆積而引起，所以如果能研發出一種可以阻止類澱粉蛋白產生、堆積的藥物，便能根治阿茲海默症。

這種治療藥物的實驗從二、三十年前就開始進行，儘管在動物實驗上多少有些成功的案例，不過人體實驗的成果卻不如預期，有許多公司都早已放棄這項研究。也就是說，要停止大腦老化就是如此困難的一件事。雖然聽說這種藥物在美國已經獲得認證，不過卻要價不菲、代價高昂。

無論如何，雖然醫學的進步已經可以戰勝重大疾病，讓許多種器官重返年輕，但最終人類還是無法避免大腦的老化。

我以前在專門服務高齡人士的浴風會醫院診療時，每週都會接到許多亡故者的病理解剖報告，當時我從這些報告中發現，只要是八十五歲以上的人，大腦中都一定會有阿茲海默型失智症的變性情形。

總而言之，到了一定的歲數之後，大腦一定會漸漸老化。就算程度輕重不同，只要過了八十五歲，一般而言在大腦的病理中也一定會出現阿茲海默症。

以後我們的壽命會延長到將近一百歲，雖然身體仍可以保持一定程度的健康，但另一方面大腦卻無法像身體一樣保有健康，身體與大腦之間將會產生失衡。結果就導致現代人獲得延長的老年期間必須與失智症共存。

在我醫學院剛畢業的一九八五年左右，若是罹患了阿茲海默症，大約經過五、六年就會死亡，但現在阿茲海默症患者活上十年的例子比比皆是。而且，一般認為以後阿茲海默症患者可能還會活得更久。

說得難聽一點，在現在這個壽命越來越長的時代中，若不是因為意外，或罹患未解之病而早死，就是在癡呆的情況下活到近百歲後才會亡故。所以與以往相比，我們人生的晚年將會產生極大的改變。

七十歲是與老化奮戰的最後機會

為了健康度過長期的老年時光，最重要的關鍵取決於八十歲之後是否也能保有健康的大腦功能；同時，七十歲時所具備的運動能力要如何繼續維持下去，也是很重要的一環。

關鍵就在於七十歲的生活方式。七十五歲之前就罹患失智症或需要別人照護的比例尚不到一成。只要沒有意外受傷，或罹患重大疾病，應該就可以過著跟中高齡時相去不遠的生活。

只要在這段人生最後的活躍期好好努力過日子，無論是身體或大腦都能常保年輕，而且還可以延後自己需要別人照護的時刻到來。為了順利迎接健康的八十歲人生，七十幾歲的這段時期可說是非常重要。

不過希望大家明白，我的意思並不是要勸所有人終其一生都要努力對抗老化、持續與老化奮戰。

現在由於抗老醫學的進步一日千里，即使到了七十歲依然能維持跟以往年輕時相差無幾的外貌。

但是，這頂多只能維持到八十歲左右。只要一過了八十歲，每個人都一定會變老，因為人類不可能完全停止老化。

「百歲人生」就在我們的眼前，我認為今後的「老化」應該可以區分為兩個階段。

第一個階段是七十幾歲時「與老化奮戰的時期」，第二個階段則是八十歲之後「坦然接受老化的時期」。

無論再怎麼抵擋老化，進入八十歲之後，每個人都必須得接受老化的到來。要是永無止境地追求年輕、拚命對抗老化，最後只會備感挫折而已。

到了八十歲，或超過八十五歲之後，日常生活中需要受到別人幫忙的事情一定會變得越來越多。這個時候，就應該坦然接受自己已經老去的事實。如果不願意接受老化的事實，接下來十五～二十年這段被延長的「老年期間」，只會讓自己活得痛苦不堪。

當壽命延續到將近百歲時，一般而言，最後的光景都是長期臥床後自然衰老而死亡。每個人都有很高的機率會迎接這樣的晚年，因此要是一味忌諱「老化」的到來，反而不合常理。

大家不需要在過了八十歲後就對於衰老的自己感到失望、厭惡「老化」。不如反過來想，自己並沒有因為重病而殞命，也沒有遭逢意外才能好好安享天年，現在才得以面對老化這件事。所以，過了八十歲之後，可說是接受自己自然而然老化的時期。

另一方面，在七十幾歲的這個階段則還是充滿活力，還可以持續對抗老化的時期。在七十幾歲這個階段為了活得健康有活力而付出努力，還是能獲得一定的效果，我認為這樣的努力很有意義。

每個人接受「老化」的方式都不盡相同，並不是每個人都想要永保年輕，當然也有些人認為最好可以自然地老去。老年的生活方式、接受老化的方式都沒有正確答案，每個人都可以自由選擇對自己而言最理想的方式。

不過，如果你希望到了八十歲依然可以常保健康活力，維持生活品質，身體能在某種程度內自由活動，頭腦也維持清晰，七十歲就是尚且能與老化奮戰的最後機會。這段期間內每一天所付出的努力，都會大幅左右你八十歲之後的人生。

是否曾付出努力，會在以後產生顯著差異

以後即將迎來的超長壽社會，加上少子化帶來的影響，高齡人士會成為社會中的大多數人口。舉例來看，到了二〇六〇年，我們可以預期日本國民中約二．五人就會有一人是六十五歲以上的高齡長者。

或許大家會以為全都是老年人的社會，樣貌好像會很「單一」，但實際上這樣的社會應該會成為遠比現在更富有多樣性的社會。比起青壯年人口較多的社會，高齡長者越來越多的社會其實會不得不變得更多元。

就拿一般的小學生為例，在普通的小學生中，就算超級資優生與放牛班學生之間的智商確實會有差距，但頂多只是從八十到一百二十之間的差異而已。

即使是測速五十公尺短跑，跑得快的孩子可能需要六、七秒，跑得慢的孩子最多也只要十五秒左右就能跑完。也就是說，雖然每個人之間的能力會有所差距，但只要不是高齡長者，程度就不會落差太多。

可是在現實中，同樣是高齡人士，有些八十歲的高齡長者可能因為失智症越來越嚴重，而無法隨心所欲與人溝通對話，但有些人則可以繼續從事以往的工作或需要運用大腦的活動，甚至還有人能夠榮獲諾貝爾獎、器宇軒昂地進行演講。

有些人長期臥病在床，日常生活中的動作都需要別人協助幫忙；但也有些八十歲的人可以每天出門散步、游泳、打高爾夫球等，享受各種運動帶來的樂趣。

總而言之，高齡長者更容易因為身體能力與大腦功能而產生大幅度的個人差異。以後的社會即將由高齡長者占大多數，因此應該會變得更富有多樣性。像這樣由「健康」所造成的極大差距，將是以後社會最大的特徵。

如果是年輕人，就算大病一場臥病在床躺了十天，一般而言只要痊癒後就可以迅速恢復體力，回到原本的正常生活。

但等到年紀漸長、成為高齡長者後，就不可能這麼順利了。一旦高齡長者臥病在床躺了十天，運動能力就會迅速衰退；大腦功能也會在病榻上急速退化。

對高齡長者而言，想要維持大腦與運動功能，「持續使用」就是如此重要。在個人能力有著顯著差距的超長壽社會中，是否曾為了維持能力而付出努力，就會在未來顯現出極大的差異。有意識地持續使用身體與大腦，對每個人來說都會是一個越來越重要的課題。

為避免急速老化，最重要的是？

雖然現在的七十歲變得比以往更年輕有活力，但這個年齡層也面臨著許多危機。其中最嚴重的就是「意願降低」。

在前一節也有提到，「持續使用」是維持大腦及運動功能的重要關鍵。舉例來說，四、五十歲的人就算什麼也不做，整天只是躺平過活，也不至於導致身體與大腦功能退化，但七十幾歲的人一旦成天無所事事，運動及大腦功能很快就會衰退了。

一旦活到七十歲，要是平時不刻意活動身體、運用大腦，很快就會陷入需要別人照護的狀態，這就是七十歲所面臨的危機。

雖然有許多高齡長者自己也很明白自身處境，但實際上能夠實踐「持續使用」的人卻並不那麼多。

為什麼呢？

這是因為儘管頭腦裡可以理解這之間的因果關係，但活到了七十歲之後，意願會變得越來越低，活動的程度也會漸漸下滑。對什麼事都提不起勁、不感興趣，連跟別人見面也變成一件麻煩事，漸漸出現足不出戶的傾向。

老年人之所以會像這樣「意願降低」，主要是因為大腦額葉的老化，以及男性荷爾蒙減少所引起。

事實上，大腦額葉早在四十幾歲就會開始萎縮，到了七十歲便正式宣告老化。再加上如果身為男性，上了年紀之後男性荷爾蒙也會逐漸減少，這兩者互相影響後的具體表現就是喪失行動意願。

實際上，「意願降低」正是老化最可怕的地方。雖然疾病或受傷都可能會讓人急速老化，但隨著年齡增長而老化後，意願降低更是讓人迅速衰老的主要原因。

最後，無論自己原本再怎麼想要活動身體、動動大腦，也會因為意願降低而讓人開始覺得各種活動都很麻煩、提不起勁，也更難維持自己原本所擁有的能力。

像這樣「意願降低」的情形，會在七十歲時變得非常顯著。也就是說，一個人是否能從七十歲邁向健康有活力的八十歲，關鍵就在於七十歲時是否有用心預防「意願降低」的問題。

為了避免「意願降低」，最重要的就是要在日常生活中活化額葉功能與男性荷爾蒙。

所謂的額葉，就是大腦的前半部，也是跟意願、思考、創造有關的部位。而男性荷爾蒙不只是掌控性功能，也跟關心其他的人事物、行動意願等息息相關。

所以，若能將這兩大關鍵維持得跟年輕時一樣，便能保障日常生活中的活動程度，進一步延遲老化、常保年輕。

至於要過著怎麼樣的生活，才能成功活化額葉與男性荷爾蒙呢？我將在本書中的第二章具體說明。

七十歲將會面臨各式各樣的危機

除了「意願降低」之外，到了七十歲還會面臨到許多其他的危機。首先最容易理解的應該就是疾病、受傷等健康上的問題。重大疾病、跌倒受傷等都是會讓七十歲高齡長者瞬間衰老的常見原因。

此外，到了這個年齡層也會有越來越多人罹患癌症與中風，該如何對付這些疾病也會變得越來越重要。

到了這個階段，人生會面臨許多跟醫療有關的重大決定，像是要不要接受手術、該接受什麼樣的檢查、進行什麼樣的治療等。本書中的第三章就將詳細闡述關於七十歲長者該如何面對醫療決定、該如何與疾病共處。

不過，事實上大家都不知道的是，憂鬱症也是七十歲將面臨的重大隱憂。一旦罹患憂鬱症，就連一般的活動身體也會讓人嫌麻煩、漸漸變得不再外出。舉例來說，像是從前頻繁參加的同好聚會、可以與朋友見面的「老人之家」等場合，一旦罹患憂鬱症後，無論朋友再怎麼熱情邀約，可能都會變得無論如何都不肯出門。

而且罹患憂鬱症後食慾也會大幅降低，漸漸變得越來越瘦。不只是體脂肪會降低，最糟糕的是連肌肉也會流失，因此一旦罹患了憂鬱症，就會讓人瞬間衰老。

如果是女性，由於體內的女性荷爾蒙也會逐漸減少，所以也會有越來越多人罹患骨質疏鬆症。

過了七十歲之後，各種疾病纏身的情況也會越來越多，因此平時面對醫療的方式，就會成為影響八十歲後人生的重大關鍵。

不只是健康問題而已，七十歲的高齡長者在日常生活當中也會面臨許多危機。以往在六十幾歲時就會面臨的退休問題，受到超長壽社會的影響，以後也許會有越來越多人會延後到七十幾歲才退休。

此外，關於老人照護問題這方面，以後應該也會有越來越多七十幾歲老人必須照護年邁的雙親，或是過了七十歲才體驗與雙親生離死別的滋味。

由於現代人越來越長壽，以往在六十歲就會經歷的各種人生關卡，以後應該會有越來越多人要到七十歲後才會經歷。這些人生中各種點滴的變遷，可能會大幅改變我們的生活環境，因此可預期也會對以後的老化方式造成莫大的影響。

由於以後人們可能要過了七十歲才會體驗人生中的各種重大關卡，因此如何度過七十幾歲的這個階段，可說是變得越來越重要。

在七十歲養成的「習慣」，將會解救以後的人生

在前幾節中也曾提及，過了七十歲後最重要的是一定要繼續使用身體、大腦及目前所擁有的能力。只要在七十幾歲這個階段有意識地持續運用自身能力，到了八、九十歲後，便能延後需要別人照護的時刻到來。

首先，為了不讓自己喪失活動能力，一定要盡可能避免「意願降低」，並活化額葉及男性荷爾蒙。

在維持行動意願的同時，對於七十歲長者而言，「養成習慣」持續運用自身能力也非常重要。

為什麼對於七十歲長者而言，「養成習慣」非常重要呢？因為大多數人都

會在七十歲左右正式從工作場合宣告退休。

如果一個人有在工作，就算只是例行公事，身體也不得不進行各種活動，但要是一旦退休之後，就沒有理由繼續活動身體、運用大腦了。

也就是說，如果在這個階段沒有刻意養成習慣活動身體、運用大腦，就沒辦法再持續使用運動及大腦功能了。

此外，過了七十歲後養成習慣之所以重要的原因還有一項，那就是在七十幾歲開始從事的習慣，過了八十歲後也能持續下去，對往後的一輩子都能有所助益。

舉例來說，如果在七十幾歲時有刻意每天出門走路，養成散步的習慣，到了八十歲後也能繼續維持下去。

如果在七十幾歲時能下定決心要游泳或爬山並養成習慣，那麼這樣的人即使到了八十歲，應該也能保有一定的體力。之後就算沒辦法再繼續爬山，也可以找到其他活動取代爬山，光是這樣就肯定能一輩子持續活動身體。

不只是運動，像是觀賞舞台劇、繪畫、下棋、吟賞俳句等自己感興趣的活動，若能在七十幾歲時養成習慣積極參與，過了八十歲之後也幾乎不會突然中斷這些活動。

總而言之，若能在七十歲培養出可以維持運動及大腦功能的活動習慣，大多數都可以持續進行一輩子。所以我才會強調，在七十歲時刻意養成好習慣非常重要。

要是在七十幾歲時什麼都沒做，到了八十歲後要再培養新習慣可說是難上加難。因為身體功能在七十歲時就會開始下滑，想要從事新事物的意願也會更加低落。

正因為如此，一定要趁著身體功能與行動意願還接近以往時，養成新的好習慣。

有許多人以往還在公司上班時會打高爾夫球，等到退休後就沒辦法再自掏腰包前往高爾夫球場了。但既然已經養成了活動身體的習慣，過了七十歲之後最好也要盡量維持下去。現在已經有許多高爾夫球場推出低廉的價格方案，如果是平日前往，也許就可以用便宜的價格打到高爾夫球。

過了七十歲之後，如果什麼都不做、放任自己躺平，就可能會使自己陷入迅速老化的危機中。

正因為如此，刻意採取行動讓自己維持身體及大腦功能才會顯得如此重要。只要在這個階段意識到養成新的好習慣，就能讓自己到了八十歲後也能保有健康活力。

第　二　章

可延遲老化的七十歲生活

對任何事都不可以萌生「退休」的念頭

為了盡量延遲需要別人照護的時刻到來，以及過了八十歲後也能保有健康活力，在最後的活躍期，也就是七十幾歲這個階段的生活方式至關緊要。本章就來看看七十歲人士該過著怎麼樣的生活吧！

雖然現在提倡延後退休、退休後重返職場，有鑑於勞動環境不斷改善，即使年屆高齡依然也能安心工作，但仍舊有許多人到了七十歲就會陸續離開長久以來工作的職場。

一旦退休後就停止所有活動的人，就是過了七十歲會迅速老化的典型範例。有些人可能是因為辛苦了大半輩子，一心一意期待退休後要在家裡無所事事躺平度日，每天都在倒數等待退休那一天的到來。

不過，若是七十歲前的人生都在專心工作，離職前卻沒有想好退休後要過著怎麼樣的生活，一旦退休就很有可能會迅速老化。

還在職場工作時，就算只是埋首於辦公桌前，但超乎想像的是，其實光是通勤就能讓人大量活動身體。要是年屆七十歲的人退休後都窩在家裡足不出戶，只要一個月，身體的運動功能就會大幅衰退。

不僅如此，在大腦功能方面也是一樣。在職場上工作時，每天都會接收到一定程度的知識，或與別人進行溝通，隨時都會遇到各式各樣的情況需要處理，但退休後若只是待在家裡，上述所有的大腦活動都會停止，這麼一來罹患失智症的風險便會大幅升高。

尤其是額葉的老化情形更是會迅速惡化。

所謂的額葉就是負責掌控創意、同理心，並具備處理突發狀況的功能。一旦額葉老化，就會讓一個人對所有事都喪失意願、對任何活動都嫌麻煩，這麼一來，更會加速導致運動功能下降與大腦老化。於此同時，外表給人的印象也會失去活力，變成衰弱無力的老人。

為了避免讓自己陷入這樣的窘境，最重要的就是在準備離開職場時，就要想好自己接下來要做哪些事情來取代工作。有些人可能會想，正式退休後要先輕鬆一下，以後再慢慢想要做哪些事。可是，這樣很容易在不知不覺間過著無所事事的鬆散生活，並漸漸成為習慣。

雖然先前一直強調，七十歲還是很有健康活力的階段，但其實額葉是從四十歲就會開始老化。隨著年齡增長，行動意願降低是再自然不過的現象，過了七十歲後當然不會像年輕時一樣積極。到了這個年紀，自然會偏向繭居家中、過著平淡無波的生活，因此刻意決定好自己在退休後要從事哪些活動，是再重要也不過了。

由於現在的老人年金不多，重返職場從事新的工作也是老後的選項之一。

這麼做除了在經濟方面很有幫助之外，也能延遲老化的到來，因此退休後重返職場從事新的工作，是一件非常值得鼓勵的事。

也許有些人會覺得，老了之後過著隱居的生活也不錯。不過希望大家能明白，過了七十歲後一旦開始過隱居生活，大腦與運動功能都很可能會因此迅速下滑，風險極高。

今後會是人人壽命增長的時代，活到九十、一百歲都不是問題，要是因為自己年齡增長就開始考慮「退休」，這個想法本身就會造成老年生活的危機。請大家千萬不要打算退休，把自己永遠當成現役市民，就是延遲老化、在漫長的晚年活得健康有活力的祕訣。

舉例來說，如果自己本身就是經營商店的老闆，或是擁有建築師或會計師執照的專業人士，即使過了七十歲後還是可以繼續工作，像這樣的人雖然可以計畫「趁著〇歲退休」，但這絕對並非上策。

此外，像是從事農業、漁業、工匠職人等，只要自己不主動退休就可以一直持續下去的工作，只要身體尚且硬朗，盡量一輩子持續工作就是延遲老化的最佳方法。

另一方面，雖然有些人還可以繼續工作，但職業種類卻是屬於到了一定年齡就必須退休，儘管如此也不必非得放棄「工作」不可。我認為無論是打工也好、派遣工作也好，透過各種型態的「工作」持續與社會保持連結，不降低自己的活動量，就是常保年輕的祕訣。

若是從退休後依然與社會保持連結的層面來看，當然不見得非得「工作」不可。參加社區委員會、大樓管委會、同好會幹部等也都很不錯；參與義工活動也是在退休後融入社會的好選擇。

若能實際感受到自己有能力幫助別人、派上用場且為人所需，一定也能讓自己意識到自己可以持續發揮所能，在社會上活躍一輩子。

過了七十歲後，千萬不能萌生「退休」的想法，維持參與社會的意識非常重要。光是這樣就可以預防自己迅速老化。

工作是預防老化的最佳良藥

在上一節中提到，持續工作可以讓我們延緩老化、常保年輕活力，在這一節中就要提出資料佐證這個說法。

很久以前，在日本各地平均壽命調查中，長野縣的表現總是墊底。不過，到了一九七五年，長野縣男性壽命一躍至日本全國第四名，接著開始慢慢上升，到了一九九〇年之後，甚至多次創下全國第一名的紀錄。

而女性壽命方面，在二〇一〇年的調查中也位居第一，長野縣無論男女的平均壽命都是日本全國第一名。依據日本厚生勞働省最新公布的二〇一五年調查結果，男性平均壽命為八十一．七五歲，是全國第二名，女性平均壽命為八十七・六七歲，位居全國第一名。

關於長野縣為什麼可以一躍成為最長壽縣，大家眾說紛紜。有人認為可能是因為長野縣有食用蝗蟲、幼蜂等昆蟲的習慣，也有人提出可能是因為長野縣的地形屬於山區居多，人們常走山路鍛鍊下半身，所以較為長壽等等。

不過，近年來長野縣民食用昆蟲的情形慢慢減少，再加上轎車的普及，徒步走山路的機會也變得越來越少，因此上述的推測都沒有什麼說服力。

我認為長野縣民之所以長壽的真正原因，應該是長野縣高齡人士就業率高的緣故。目前為止，長野縣的高齡人士就業率屢屢創下日本第一的紀錄。

依據日本總務省統計局公布的最新資料也顯示，在二〇一七年十月一日此時高齡人士的就業比率，長野縣男性有百分之四十一・六就業，位居全國第一，女性則有百分之二十一・六，也是全國第一。我認為至少就男性而言，如此高的就業率正與高平均壽命成正比。

長野縣的高齡人士並沒有繭居家中，而是出門工作，我認為正是因為工作，才能延緩運動及大腦功能的老化，延長高齡人士的壽命。

此外，沖繩的平均壽命與就業率之間也可以看得出關聯性。雖然大家印象中感覺沖繩縣人都很長壽，不過實際上沖繩縣只有女性長壽，男性的平均壽命排在日本全國的三十名之後，低於日本全國平均。在剛剛曾提到的二〇一五年厚生勞働省調查中，沖繩縣男性平均壽命為全國第三十六名，排名偏末；而女性平均壽命卻是全國第七名，排名還算不錯。

為什麼沖繩縣的男女幾乎擁有同樣的遺傳基因，也生活在同樣的氣候環境，平均壽命卻有如此大的差異呢？我認為原因就藏在就業率之中。

沖繩縣的高齡男性就業率是日本全國最後一名，這應該就可以視作拉低男性平均壽命的重要原因。而女性雖然有些人從年輕時就是專職家庭主婦，但很多人到了高齡依然一手包辦所有家事，因此就業率可能對女性壽命的影響不及男性深遠。

但是男性是否擁有工作，就會對平均壽命的長度造成非常深遠的影響了。

另一方面依據調查的結果，長野縣高齡人士的平均醫療費用也屬全國最低。也就是說，有很多長野縣民就算年齡漸長也依然健康有活力。

持續工作可說是年屆高齡後仍能維持活動力最快的方法。持續工作不僅可以延緩身體與大腦的老化，還能讓人過了七、八十歲後依然健康有活力。

話說回來，我認為上了年紀之後，工作的方式應該要與年輕時有所區別。如果年輕時是以追求財富與效率的方式工作，上了年紀之後就應該換個角度，站在幫助別人、為社會有所貢獻的立場，發揮自己的經驗與知識才對。

以提倡失敗學廣為人知的東京大學名譽教授畑村洋太郎，就曾表示他認為以後企業應該要設立一個真正的「諮詢顧問」職位，給因為年屆退休年齡而離開職場的人們任職。現在雖然也有所謂的顧問一職，不過大多是退休後的公司董事任職，聽起來好像很了不起，但實際上並不是在公司遇到困難時真正提供諮詢的對象。畑村洋太郎提議應該推翻當前企業的作法，設立一個可以真正發揮諮詢功能的顧問職位。

也就是說，年屆退休年齡而離開職場的員工，可以擔任這個顧問職，當有員工在工作上遇到困難、人際關係出現危機、遇到精神霸凌或權勢性騷擾時，就可以為員工提供諮詢。正因為是已經退休的員工，不需要面對公司內部的利害關係，可以發揮自己的經驗對年輕人提出有益的建言。

在某些情況下，退休員工也許還可以協助轉達問題：「部長那邊我可以幫忙說一下」，發揮以往在職場上的人際關係，妥善解決問題。這樣的模式對於維持上班族的心理健康很有幫助，我認為是一個非常好的主意。

年屆高齡後，為了別人發揮自己的經驗與知識，也是一種很好的工作模式。如果只是一味追求金錢收入，上了年紀之後畢竟不容易再獲得跟年輕時一樣的成果；而且工作上的表現也可能會越來越不如預期。萬一遇到這種時刻，有些人可能就會覺得自己的存在沒有意義而感到灰心喪氣。

不過，賺了多少錢、達到什麼目標，都只是工作的一個面向而已。不妨換個角度，看看自己對社會產生了多少貢獻，我認為年屆高齡後若能以這樣的心態工作會比較好。

無論是任何事都好，稍微參與社會、付出某種程度的貢獻，是每個人應該都可以做到的。我認為，只要能找出參與事物的價值，年屆高齡後依然持續工作，就是預防老化的最佳良藥。

千萬不可以交還駕照

前面章節提及，七十歲後絕對不可以考慮「退休」。因為無論是「退出」任何事，都會對自己的生活環境帶來改變。對於高齡人士而言，生活環境驟變就會引發重大危機。

環境的改變不僅會破壞原本日常生活的規律，讓人無法再過著以往充滿健康有活力的生活，往往還會使日常活動量下滑。日常活動量的下滑，就會使原本正常運作的運動及大腦功能連帶惡化。

所以上了年紀之後，當然也不可以放棄駕駛車輛。最近大家都對於高齡人士開車充滿疑慮，認為高齡人士駕駛車輛非常危險，甚至開始鼓勵高齡駕駛人自主交還駕照。

可是，即使年屆高齡也不放棄開車，正是維持健康活力的一大關鍵。

如果是住在交通方便的都市中，就算放棄開車，也還是有很多其他的交通工具可以選擇。

但如果是住在鄉下、想要外出時總需要開車的人來說，一旦交還駕照就會變得幾乎沒辦法出門，在這種狀態下，只要兩～三年就會陷入需要別人照護的狀態，也很有可能會罹患失智症。

只要會開車，儘管只是要辦一點小事，也能顯著增加出門的機會。最近許多購物中心與大型超市都紛紛進軍鄉下營業，就算是開車前往購物，也可以在購物中心內走上許多路，這樣也算是一種很好的運動。

由於這樣的購物中心會匯聚鄰近的居民前往，因此還可以在那邊遇到認識的人聊聊天；購物中心附設的美食街都會準備各式各樣的美食佳餚，也可以讓人輕鬆享用種類豐富的餐點。

高齡人士一旦交還駕照，過著繭居家中、不與別人來往的生活，運動與大腦功能很容易迅速衰退。

根據筑波大學等研究團隊在二〇一九年公布的調查結果，也應證了我的論點。

該研究團隊針對愛知縣六十五歲以上的男女，共兩千八百人進行了追蹤調查。受訪者皆為在二〇〇六～二〇〇七年沒有被認定為需要照護，並且可以駕駛車輛的人，到了二〇一〇年八月再度詢問受訪者是否有繼續開車，並檢查包含認知功能等健康狀態，接著到了二〇一六年十一月再次追蹤，分析受訪者是否繼續開車與是否被認定為需要照護之間的關聯。

最後，排除罹患疾病及因為認知功能下降而無法開車的人，以統計學的方式調整誤差並進行了分析。

結果，跟持續開車的人相比，在二〇一〇年放棄開車的人，到了二〇一六年需要照護的比例，高達二．〇九倍。

在這項調查結果中也同時公布了放棄開車後改利用電車、公車、自行車的人需要照護的風險。結果，跟持續開車的人相比，這些人需要照護的比例也多達一．六九倍。

即便是改利用其他交通工具的人，放棄開車後對日常生活也會造成很大的傷害，使得整體活動量逐步下滑。一旦強行收回高齡人士的駕照，就會讓人變得不想出門活動，對出門活動的積極性與意願都會變得越來越低。

也許大家會覺得只不過是開車而已，沒有什麼大不了，但是高齡人士一旦放棄開車，需要別人照護的比例就會大幅拉高到兩倍，高齡人士就是如此脆弱。一過了七十歲，這樣的傾向又會變得更加明顯。

若能過著多采多姿、活動量大的生活，到了晚年之後依然可以維持這樣的生活型態。但只要一中斷，就會立即陷入需要別人照護的狀態。請大家一定要明白，這就是年過七十的危險之處。

實際上，高齡駕駛的人並不危險

上一節說明了高齡人士應該繼續開車的原因，不過就算我強調再多次，應該還是有很多高齡人士與其家人會憂心不已：「可是年紀都已經這麼大了，繼續開車不會很危險嗎？」、「萬一引發交通事故，一定會造成大家的麻煩。」等等。

我想應該有很多人認為，認知功能下降，導致高齡人士很可能在開車時會操作失誤，引發多起重大事故。不過，這都是因為媒體在遇上這種事故時，刻意渲染炒作所造成的誤解。

真要說起來，實際上高齡人士引發交通事故的機率並不高。

依據日本警察廳交通局所公布的「平成三十（二〇一八）年交通事故狀況」顯示，在擁有汽機車駕照的十萬人口中，若按年齡層分析事故件數，引發最多事故的是十六～十九歲的年齡層，約有一千四百八十九件。接下來是二十～二十四歲，約有八百七十六件。

另一方面，在高齡人士當中引發最多事故的年齡層則是八十五歲以上，約有六百四十五件，跟二十五～二十九歲的六百二十四件相去不遠。而八十～八十四歲則有六百〇四件，若是七十幾歲的年齡層，大約是五百件左右，其他三十～六十歲的年齡層則大概是四百五十件左右，因此並不能說高齡人士的事故率較高。

如果是站在希望減少交通事故的立場來看，不如先從事故率最高的年輕駕駛人開始著手解決會更有效。

儘管如此，媒體卻因為點閱率的關係，刻意炒作高齡駕駛人開車的危險性。這麼一來，大家每次看到這樣的報導，都會掀起一波波熱議：「高齡駕駛人很容易引發交通事故」、「高齡駕駛實在太危險了，被收回駕照也是沒辦法的事」。

若是根據數據合理思考，強制收回高齡人士的駕照可說是完全沒有正當性。在習慣遵從上意的日本社會中，即使推行這樣的政策也不會引起什麼激烈的反彈，不過要是在人權意識鮮明的歐美社會，就很有可能會被指出這是對高齡人士的歧視。

在高齡人士引發的交通事故中，常會在報導中看到「踩錯煞車與油門」的自述。這樣的報導很容易讓人誤會成「會搞錯煞車與油門的駕駛，應該幾乎都是癡呆的高齡人士」。

但是，我站在專攻高齡的精神科醫師立場而言，搞錯煞車與油門基本上不可能是失智症所造成。即使是中度失智症患者容易遺忘幾分鐘前的事情，也沒有人會無法區分湯匙與筷子的差別。

不過，如果是連湯匙與筷子也無法區分的嚴重失智症患者，應該根本無法做到開車這件事才對。

如果是還可以開車的人，就算本身有輕度的失智症，無法區分煞車與油門的機率應該還是近乎於零。

也就是說，肇事者之所以會踩錯，並不是因為無法區分踏板的差異，而是因為不小心恍神、手忙腳亂的緣故。但這並不只侷限於高齡人士，年輕人也很有可能會出這樣的差錯。

年歲漸長後，動態視力與反射神經的確會有所衰退，瞬間的判斷也可能會變得比較慢。高齡人士因踩錯踏板而引發交通事故的情況也許會有些許增加，不過，照理來說所有年齡層都可能會引起這樣的交通事故。而且在所有交通事故原因中，踩錯踏板只佔百分之一而已。

除了踩錯踏板之外，在高齡人士引發的交通事故中，偶爾也會出現逆向行駛與車速失控過快等原因，顯然都是很不尋常的狀況。而這些因素絕對不是因為上了年紀導致開車技術下滑所引起。

我認為這些很可能是因為服藥而引起意識不清所導致，也可以視為一種藥物不良反應。

一旦年歲漸長，很多人平時都會需要服用好幾種藥物。再加上高齡人士的代謝比較慢，藥物比較容易產生副作用。因此容易連帶引發低血糖、低血壓、低血鈉症等症狀，造成意識不清。

因車速失控過快而引發交通事故的高齡駕駛人，在描述事發情況時常會表示：「我不太記得了」，明顯可看出駕駛時是處於意識不清的狀態。所以，如果是平時有固定服藥的高齡駕駛人，必須審慎判斷自己是否有可能在駕駛時意識不清，再決定以後是否要繼續開車。

不過我要再強調一次，由高齡人士引發的交通事故所佔比例並不高。如果一律以年齡當作指標，強迫人民一定要換發駕照、鼓吹年屆高齡就必須交還駕照等，這樣的風氣令我深感憤慨。

對許多高齡人士而言，一旦交還駕照就很有可能會面對生死關頭。如果是自己不想再繼續開車也就罷了，但若是必須開車才能維持正常生活的高齡人士，絕對不可以交還駕照。因為放棄開車這件事，只會讓人加速老化而已。

吃肉的習慣可以讓人遠離「老化」

為了讓自己年過八十歲後依然保有健康活力，在七十幾歲的生活中有兩大重點需要留意，那就是保持活動意願，以及維持運動能力。

雖然有些人是因為罹患了疾病而急速老化，但如果是沒有身染重症的人，活動意願降低也會加速老化。對任何事物都變得漠不關心、懶得活動身體、不想跟別人見面聚會、不願意外出等，過了七十歲後自然會出現這些現象。如果沒有刻意採取措施避免活動意願下降，日常的活動量只會越來越低，運動與大腦功能也會瞬間陷入老化。所以，過了七十歲後必須盡可能維持自己的活動意願，就是保持健康活力的關鍵。

此外，在運動能力方面也是一樣，七十歲是身體還可以如常活動的時期，如何度過這段期間，將會決定八十歲之後的身體狀況。因此，七十歲時一定要刻意進行適當的運動，這點非常重要。

具體而言，究竟該怎麼做才好呢？

首先，為了預防活動意願下降，我建議大家「要多吃肉」。

年屆高齡後，很多人都會以為要盡量少吃肉，以蔬菜為主的飲食對身體比較好，其實這是大錯特錯。實際上，跟以往年輕時相比，有些高齡人士每天的飲食都相當清淡，也是因為這樣的緣故，據說在七十歲以上的日本人當中，每五人中就有一人的蛋白質攝取不足。

雖然大家都說日本人的飲食生活也漸漸偏向西方飲食，但其實一天攝取到的肉類也只有八十克左右；而美國人一天則會吃到高達三百克的肉類。我並不是鼓勵大家要吃得跟美國人一樣多，但日本人攝取的肉類實在太過不足了。而且這樣的傾向在高齡人士身上更明顯。

隨著年齡漸長，有好幾個原因會造成活動意願下滑，其中一項就是大腦內的神經傳達物質——血清素（Serotonin）減少的緣故。血清素又被稱為「幸福荷爾蒙」，是一種能讓人感受到幸福的物質。有時候在某些不經意的瞬間，我們會感覺到「啊~好幸福喔」，這就是血清素帶來的感受。

血清素一旦減少，每天所能感受到的幸福就會變得越來越少，活潑積極的情感、年輕活力、活動意願也會日漸低落。讓人變得心情沉重、心浮氣躁、情緒不穩，罹患憂鬱症的風險更是會隨之增加。

由於血清素的分泌會隨著年齡漸長而逐漸減少，因此年紀越大，活動意願就會變得越低落，罹患憂鬱症的人也會越來越多。

不過，即使年屆高齡，還是可以藉由改善生活習慣來對付血清素減少的問題。其中最重要的就是要多攝取肉類。由於血清素的來源是一種名為色胺酸（Tryptophan）的氨基酸，肉類當中就含有大量的色胺酸。藉由積極攝取肉類，便能促進血清素的生成，避免行動意願隨著年齡降低。

不僅如此，肉類當中也含有豐富的膽固醇。大家都知道膽固醇會促使動脈硬化，可能引發心肌梗塞等，對膽固醇避之唯恐不及，但是對於日本的高齡人士而言，並不見得需要如此忌諱膽固醇。

在美國，由於心臟疾病是死亡原因之首，可想而知當然會對膽固醇敬而遠之；不過，在日本因癌症而死亡的人數是心肌梗塞的十倍之多，兩國在疾病構造上就有顯著的差異，而在OECD會員國（參與經濟合作暨發展組織的國家）當中，日本因心臟疾病而死亡的人數也顯得特別稀少。因此，與其畏懼膽固醇可能造成動脈硬化，不如先擔心因減少攝取膽固醇而造成男性荷爾蒙降低的問題。

膽固醇是男性荷爾蒙的來源之一。因此，若是服用降膽固醇的藥物，常會引起勃起障礙。

在男性荷爾蒙之中，尤其是睪固酮與「行動意願」的關聯最為密切。不只是跟性功能方面有關，也同樣掌控著對其他人事物的關心與專注力。男性荷爾蒙一旦減少，就會導致行動意願降低，讓人變成毫無活力的老人。順帶一提，男性荷爾蒙減少也會造成記憶力變差。

不過，只要多吃肉類、多加攝取膽固醇，便能對抗男性荷爾蒙減少的問題。不僅如此，據說膽固醇也身兼將血清素傳輸到大腦的重責大任。也就是說，吃肉不僅可以促進生成血清素與男性荷爾蒙，提高人們的「行動意願」，對於維持活動量更能發揮顯著的功效。

如果是排斥肉類，或因為身體狀況而不能吃肉的人，也不需要勉強自己多吃，但若是因為基於健康因素而刻意節制肉類的攝取，那我勸大家從現在起就不要再這麼做了。現今日本高齡人士的飲食生活，在我看來就好像是自己主動陷入「孱弱老人」的深淵一樣。

在八十歲時三度成功登頂聖母峰的職業滑雪選手三浦雄一郎，即使年過八十，還是可以輕鬆解決五百克的牛排。雖然他的確是異於常人的例子，不過我認為他之所以年屆高齡依然能維持頂尖滑雪選手的能力，平時吃肉的習慣應該也是助力之一。

曬太陽的習慣可以讓人保持年輕

適度曬日光浴的習慣，也能有效預防行動意願降低。如同我先前所說，血清素這種腦內物質與人的意願有著很密切的關聯，而照射陽光就能讓身體大量製作出血清素。

當我們在煩惱某件事時，若是一直待在家裡埋頭苦思，心情也會變得越來越低落；如果可以出門曬曬太陽，不僅心情會變得比較輕鬆，還能幫助我們恢復正面積極的心態。這正是因為大腦裡的血清素發揮作用的緣故。

憂鬱症患者通常大腦內的血清素並不足夠，為了解決這個問題，有一種治療方式就是「光療法」。光療法指的是利用人工強光照射患者一段時間，對於改善症狀很有效果。光線對於人的大腦與心情就是有著如此深入的影響。

藉由沐浴在光線之下增加血清素的分泌，便能使心情放輕鬆，增強行動的意願與動力。

不過，儘管日光浴如此重要，也不必鄭重其事地大費周章曬太陽。由於高齡人士照射到紫外線很容易生成斑點，所以不必特地搬一張躺椅到戶外曬太陽。

每天只要踏出屋外一次，讓自己沐浴在陽光之下即可，最簡單的方式就是散步了。如果不習慣沒事出門散步，前往超市購物也不錯。總之請大家千萬不要一整天都只待在家裡，讓自己養成習慣沐浴在白天的晴朗陽光下吧！光是這麼做，就能有效預防高齡人士行動意願下滑的問題。

此外，沐浴在陽光下所製造出的血清素，到了夜晚則會在大腦裡製造出一種名為褪黑激素（melatonin）的荷爾蒙。褪黑激素又被稱為睡眠荷爾蒙，與人類的睡眠有著很密切的關聯。

年屆高齡後，越來越多人會出現淺眠、失眠的現象，這正是因為褪黑激素減少的緣故。年輕時想睡多久就能睡多久，但年歲漸長後，睡眠時間就會變得越來越少，之所以早上特別早起，也是因為隨著年齡增長使褪黑激素減少所造成。

即使因為年齡漸長而使褪黑激素減少，白天出門沐浴在陽光之下，就能適當補充褪黑激素。因為只要在白天先製造出大量的血清素備用，到了夜晚就能自動轉變為褪黑激素。

褪黑激素若能增加，不僅可以獲得良好的睡眠品質，也能帶走憂慮不安，預防憂鬱症上門。若希望自己到了七、八十歲依然充滿活力，褪黑激素正是非常關鍵的腦內荷爾蒙。

雖然沒有必要特地空出一段時間曬日光浴，不過，最重要的是，一定要養成在白天出門曬太陽的習慣。過了七十歲後，至少外出曬太陽的習慣絕對不能省略。若是擔心疫情，就請在散步時與別人保持適當距離，盡可能維持白天出門外出散步的習慣吧！

生活中的「變化」，可以預防大腦老化

高齡人士之所以會產生行動意願下滑的問題，有一部分也是因為額葉的老化所引起。所謂的額葉位於大腦的前方，也是與思考、創造、意願、理性等有關的部位。

額葉負責掌控的不是較原始的憤怒、哭泣等情緒，而是關於人性、好奇心、感動、同理心與悸動等更高層次的微妙感受，因此，這個部位一旦老化，就會造成意願與行動力下滑，讓人變得不善於控制情緒，難以應付突如其來的遭遇等等。

我們常會聽到「老頑固」這樣的說法，如果一個人原本的個性開朗樂觀，隨著年齡漸長卻漸漸變得不知變通，總是板著一張臉，就很有可能是因為額葉的萎縮情形越來越嚴重所造成。

其實，額葉早在四十歲左右就會開始逐漸萎縮，只要診斷X光片就可以確認額葉的萎縮情形。若是置之不理，額葉萎縮的情況只會越來越惡化，到了五、六十歲左右，就會開始出現強烈的鑽牛角尖、變得相當頑固、易怒等症狀。即使原本是會積極參加飲酒會、與朋友往來的個性，也會變得嫌麻煩而不願出門。

上述這些特質到了七十歲後會變得更加顯著，對於什麼事都提不起勁，本來做得好好的事情也變得不想再做，原本經常碰面的朋友也不再往來，成天待在家裡過著死氣沉沉的生活。這麼一來，運動與大腦功能都會在短時間內大幅衰退。

為了避免自己陷入這樣的窘境，最重要的就是要預防額葉老化，維持自己的行動意願。

要預防額葉老化，最好的方法就是要過著「充滿變化的生活」。所謂的額葉，就是在應付突如其來的事件時會變得活躍的部位。反之，如果每天都日復一日過著單調乏味的生活，就無法刺激額葉，導致額葉越來越萎縮老化。

上了年紀之後，許多人都會變得在固定的時間用餐，在固定的時間前往固定的路線散步，享用固定的晚餐，收聽固定的廣播、收看固定的電視節目，在固定的時間上床就寢，過著日復一日毫無變化的生活。

但是，這樣會促使額葉漸漸老化，讓人變得更無法接受改變，只能一直過著一成不變的生活。

過了七十歲之後，一定要確認看看自己的生活是否變得越來越單調了？

像是工作、志工活動、參加同好會等，在生活當中安排各式各樣可以出門的機會，就是避免讓自己陷入單調生活的最佳方法。像這樣經常外出、與別人見面，就不會一整天都是固定的行程，如此一來必然可以經常使用到額葉。

不過，也許有些人就是沒辦法安排這麼多行程。如果你是屬於這樣的人，不妨在日常生活中花點心思做出改變，即使只是小事也不要緊。例如不要每天都走固定的散步路線，每週選一天前往沒去過的新地點散步看看也不錯。無論是搭乘電車或開車都好，只要前往沒去過的地方散步，就能讓額葉充分發揮作用。

有些人上了年紀之後，就會習慣前往固定的店家，完全不去其他店家，不過，偶爾前往新的店家走走也很重要。因為如果只去同一間店、享用同樣的餐點，久而久之就更無法讓額葉受到刺激了。

如果是喜愛閱讀的人，也要試著別再一直閱讀同樣類型的書籍。不要總是閱讀同一位作家的作品、同樣領域的讀物，建議大家偶爾也要看看別的作家、別的領域的書籍。

有些人也會總是閱讀政治思想類似的書籍，如果是政治思想較為左傾的人，偶爾也可以試著閱讀右翼作者的作品。經常接觸別的觀點、別的思考方式，也能幫助活化額葉。

試著親自動手做料理，也能帶給額葉很好的刺激。不要總是烹調固定的菜色，每週只要挑一天試著挑戰看看從沒做過的餐點，應該就能獲得意想不到的經驗。

也許有些男性一輩子都沒有親自動手烹調過料理，如果是這樣的人，可以先從簡單的餐點開始挑戰烹調，也是非常好的抗老方式之一。因為挑戰新事物的經驗，是最適合預防額葉老化的良藥。

此外，也要經常思考在日常生活中還可以做出怎麼樣的「變化」，並付諸行動。請盡量避免手續繁雜、需要準備眾多物品的事項，先從不起眼的小事開始，為生活增添變化吧！如果只是一點簡單的小事，無論到了幾歲，應該都可以在日常生活中融入新體驗才對。

從被動接收轉變為主動輸出，改變行為模式就能獲得成效

為了預防額葉老化，在學習時若能意識到要轉變為「主動輸出型」的學習模式，也會很有幫助。

年齡漸長後，可以隨心所欲運用的時間會越來越多，有些人會利用這些時間開始自學以往沒學過的語言或歷史。不過可惜的是，獨自一人努力念書的自學型態，對於預防額葉老化並沒有幫助。

比起閱讀書籍等被動接收的行為，像是與人對話這種主動輸出的行為會更能活化額葉，有效預防老化。

如果有什麼想要學習的事物，千萬不要獨自一人埋頭苦讀，不妨報名學校

課程或參與同好會等，與許多同伴一起學習，就有機會運用到額葉。因為在與其他同伴交換意見時，就是最好的主動輸出機會，讓額葉的作用得以發揮。

「與人對話」可說是在日常生活中最能輕易滿足主動輸出目的的行為。不需要達到辯才無礙的境界，只要在日常生活中有許多機會與人對話，就可以延緩額葉的老化，即使上了年紀依然散發年輕活力、擁有充沛的行動意願。

尤其是過了七十歲之後，更要刻意營造出與別人對話的機會。不過，請大家也要了解，對話內容也會影響到活化額葉的效果，有些對話可以幫助促進活化額葉，有些則否。

有些人常會說：「〇〇這本書上這樣寫」、「〇〇這位評論家說了某些話」，像這樣直接轉述知識的對話內容，就無法達到活化額葉的效果。

那麼，要怎麼做才能活化額葉呢？那就是必須將自己獲得的知識，加入自己以往的經驗或其他知識，說話時要說出「自己的想法」，才能活化額葉。所以說話時要特別留意，不要光是轉述從別處獲得的知識或資訊，而是隨時都要加入自己的見解再闡述出來，這樣才能在與人對話時徹底發揮額葉的作用。

我們日本人有一種傾向，那就是把「無所不知」當作是聰明的象徵。電視上的猜謎節目中，只要高學歷明星或藝人的談吐中稍微流露一點知識，大家就會接二連三地吹捧：「真厲害！」、「頭腦真好！」。

可是，那只不過是他們曾經學習、查詢過所以得知的事物罷了。我認為所謂的聰明，應該是可以將獲得的知識用自己的方式融會貫通，提出一套自己的想法，而且他的意見或想法非常了不起時，才能冠上這樣的讚美。

光是知道某件事物，並不能算是聰明、頭腦好。可是，在日本無論是初等、中等教育，甚至是在高等教育的大學中，依然是以偏重知識的教育為主。

大學本來應該是讓一個人以過往的基礎學力為基礎，學習到應用能力的場域。在歐美的一流大學中，追求的是讓學生以自己的頭腦進行思考，但日本的大學依然將教學重點放在傳授知識，輕忽了自行思考的培養。

我認為這種教育方式帶來的結果就是，整個日本社會的價值觀都偏重於知識層面。如果你是正在閱讀本書的高齡人士，最好也要趁這個機會剷除這種價值觀。

光是知道而已根本沒什麼了不起。只要利用智慧型手機的搜尋功能，就可以立即獲得一定程度的知識。光是擁有知識就能受到吹捧的時代已經結束了。知識不是拿來炫耀的物品，而是要加入自己的東西融匯貫通才對。

年屆高齡後，與其拚命努力學習，更重要的是要花點心思運用自己以往的知識與經驗，將新獲得的知識加入自己的想法後再主動對外輸出。

事實上，七十幾歲的人們在以往的人生中獲得了非常多的知識與經驗，一定可以對外輸出一套專屬於自己的獨特見解。

即便是平時沒什麼機會跟別人說話的人，現在也有許多像是部落格、臉書等社群媒介，只要在上面寫出自己的想法，就算沒有直接與人對話，還是可以達到活化額葉的效果。也許你寫下的文字，就能讓你與某個看到的人產生連結，讓社群媒介成為你跟別人交換意見的全新場域也說不定。

過了七十歲之後，請大家一定要多留意利用某種形式做出主動輸出型的行為模式。藉由表達自己意見的機會，讓自己成為「言談風趣的人」，而非「無所不知的人」，更能有效預防額葉的老化。

七十歲後
養成運動習慣的方法

在七十歲的生活中還有一大重點，那就是維持運動能力。由於在七十幾歲時，大多數人都還算可以自由活動身體，所以請大家千萬不要錯過這個絕佳時機。在這個階段有沒有刻意活動身體，對於到了八十歲後是否能長久維持運動能力，有著關鍵性的影響。

在先前的章節中也提到了很多次，一旦過了七十歲，一定會面臨到行動意願下滑的問題。到了這個年紀，會覺得要有所行動很麻煩，活動身體的機會也會自然而然變少。正因為如此，刻意要求自己運動非常重要。

不過，對年過七十的人而言，最好還是要避免進行過於激烈的運動。

我偶爾會看到一些為了身體健康著想的高齡人士，勉強自己進行非常激烈的運動。有些人一整天都待在健身房裡健身，也有些人一天會跑上二十公里，如果是運動得這麼劇烈的人，請一定要隨時確認自己的身體情況。

過了七十歲後，要是給予身體過多的負擔，身體反而可能會變得衰弱，所以請大家在運動時千萬要多留意。不僅如此，劇烈運動也會使身體氧化、加速老化，老實說我建議大家還是採取較為輕鬆和緩的運動會比較好。

說到最適合七十歲在日常生活中進行的活動，絕對就是「散步」了。定期、持續進行不過於勉強自己的運動非常重要。

如果是散步的話，就可以依照自己的步伐輕鬆持續下去。而且，踏出戶外沐浴在陽光之下，也有助於生成血清素。血清素可以幫助提升活動意願，讓人在精神上變得更年輕有活力。

在日常生活當中，也有許多小地方可以幫助維持運動能力。例如在外出時，若是經過車站或商場等，大家是不是會想要盡量避免爬樓梯，看看能不能找到電梯或電扶梯呢？

這種時候，在可以確保安全的前提下，偶爾不妨讓自己多走樓梯來預防老化。請盡量選擇下行階梯慢慢踏好每一步，而非上行階梯。

日本有些公家機關內目前仍只有一台電梯，而唯有這些地方會多設置一台上行的電扶梯。其實對於高齡人士而言，儘管往上爬樓梯會比較花時間，但其實大多數人都能爬得上去。反而是往下走樓梯時，要是肌力較弱就會因為害怕而不敢走。

即使是上了年紀之後，身體裡的肌肉也有分成容易衰弱與不易衰弱的肌肉，在上下樓梯所需要運用到的肌肉中，其實是往下走樓梯的肌肉會先變弱。所以，若是希望不論活到幾歲都靠自己的雙腳走路，走樓梯時就要多練習下樓梯會比較好。

只要在別人走樓梯時看著對方的雙腳就會知道，能以輕盈步伐下樓梯，就代表著雙腿年齡還很年輕。

要是自行下樓梯有跌倒之虞，就要盡量避免，不過請大家還是要在不過於勉強自己的前提下多走樓梯，維持腳力。

除了散步之外，最近也有很多人選擇在水中健走，水中健走不會對身體造成太大負擔，我認為是一種很好的運動。在水中運動可以達到活動全身的目的，而且因為水裡有浮力，不會給關節帶來負擔，即使是高齡人士也可以放心嘗試。

此外，如果是從年輕時就有持續在打高爾夫球或網球等運動的人，千萬不要停止運動，應該盡量維持下去。若是因為「都已經一把年紀了」而隨意放棄運動，那就太可惜了。

如果過了七十歲後還要開始挑戰新的運動，說實話是有點困難，但若是從以前就一直持續有在進行的運動，即使到了高齡應該還是能夠享受其中，對身體也不會造成太大的負擔才對。

只是，比起激烈運動，在日常生活中進行的運動還是要選擇比較輕鬆、可以放慢速度活動身體的運動，會比較適合七十歲長者。此外，太極拳也是一種很適合的運動，最近在日本也有越來越多人嘗試。我自己也曾受邀嘗試過太極拳，發現這是一種看似簡單、實則深奧的運動。我認為太極拳肯定為中國的高齡長者發揮了極大預防老化的效果。

降低跌倒風險，避免臥病在床

跌倒受傷也可說是會讓七十歲長者瞬間老化的一大危機。

如果是年輕人，就算骨折受傷而住院三週，事實上也很可能不需要花這麼久的時間就可以恢復日常生活。

但如果高齡長者需要住院三週，那麼除了運動能力外，大腦功能也會隨之迅速衰退。一旦高齡長者被強迫住進不熟悉的醫院裡，過著備受限制的生活，就很容易開始出現類似失智症的症狀，甚至很快就變得越來越嚴重。

另一方面，年屆高齡後恢復運動能力所需的復健期間也會越拉越長，有些人還有可能會留下後遺症。高齡長者一旦住院動了手術後，體重減輕、體力與免疫力都跟著下滑，很快就老化的例子屢見不鮮。

最糟的情況下，在住院期間還可能併發其他疾病，從此之後只能過著臥病在床的人生。

對七十歲長者而言，跌倒就是會如此嚴重影響往後人生的重大危機。小心預防跌倒，就是過了八十歲後依然健康有活力的關鍵所在。

最簡單的預防方式就是趁著自己身體狀態還很好時，預先規劃適合自家動線的扶手等設備。最近也不需要透過工程公司，只要在五金行就可以直接購入這些設備，而且如果是被認定為需要照護的人，在跟照服員討論過後，也可以找到租借設備或便宜購入的選項。雖然安裝扶手並不能百分之百確保安全，但至少可以大幅降低跌倒的風險。

另一方面，想要預防跌倒，也必須重新檢視自己目前服用的藥物。年屆高齡後，常會有晚上睡不著覺的困擾，許多人都有在服用醫師開立的鎮靜劑，但其實鎮靜劑具有鬆弛肌肉的作用。服用藥物後，肌肉多少都會受到藥物的影響而變得鬆弛無力，這對年輕人或許影響不大，但對於高齡長者而言，就常會引起無法施力而跌倒的情況。

高齡長者常會在深夜起床上廁所時不小心跌倒、從樓梯上跌落等，我認為這些意外很有可能與高齡長者正在服用的藥物有關。

在就寢前會服用鎮靜劑的人，一定要了解到自己在深夜上廁所、早晨起床時，很有可能會踩不穩跌倒，在移動腳步時要多加留意。

話說回來，鎮靜劑並沒有幫助熟睡的效果，只是能讓人比較容易入眠而已。以前所使用的安眠藥雖然可以幫助熟睡，但若是服用過多，很可能會造成呼吸停止，非常危險，因此現在都改用鎮靜劑來幫助患者入眠。

不過，就算是服用鎮靜劑也會有劑量漸漸提升的風險，很可能會讓人在半夜醒來時腳步顛簸而跌倒。

如果真的會在半夜醒來，也許服用抗憂鬱症的藥物會比較好。要是自己有感覺到出現力不從心的現象，一定要與醫師討論自己的情況，諮詢是否需要替換藥物。

只是，有些醫師仍舊不太清楚高齡長者服用鎮靜劑的注意事項，如果遇到這種醫師，請立刻換一間醫院就診。

當患者傾訴藥物的副作用如何影響自己時，若是醫師只要求患者：「請忍耐一下」，沒有幫助患者好好解決問題的話，基本上這位醫師並不了解高齡長者的需求，因此建議大家可以直接換一間醫院尋求幫助。

除了鎮靜劑之外，降血壓與降血糖的藥物也會在某些時刻造成低血壓、低血糖的情況，造成腳步蹣跚不穩。若有服用這些藥物而覺得擔心的話，不妨也向醫師諮詢討論看看，趁自己身體還沒什麼大礙之前，盡量降低跌倒受傷的風險吧！

希望活得長壽就不可以減重

雖然有些人年屆高齡後，仍會為了健康或美容等原因而減重瘦身，但減重瘦身其實也是會讓人迅速變老的危機之一。

若是因為疾病而不得不採取飲食限制是另當別論，至少在年過七旬後，千萬不要試圖減重瘦身。

現在日本全國都在進行關於代謝症候群的檢查與診療，測量腰圍後若是發現有稍胖的情形，就會建議民眾改善生活習慣以維持身形。

由於有這樣的背景，許多人都會以為只要身材有點圓潤就會對健康造成威脅。但其實這只是誤解而已。

以前宮城縣曾舉行過多達五萬人的大規模調查，結果得知身形纖瘦的人會比身形微胖的人早六～八年死亡。而且也進一步得知，最長壽的族群是身形稍胖的人。

老年醫學權威柴田博醫師也在他的著作《長壽的謊言（暫譯）》（長寿の嘘，bookman社）中提及美國在二〇〇六年公布的調查結果。經過長達二十九年的追蹤後所整理出的國民健康營養調查結果顯示，最長壽的是身體質量指數（BMI：體重除以身高的平方）範圍在二十五～二十九．九的人，也就是身形稍胖的族群，而身體質量指數未滿十八．五的過輕族群，死亡率則是身形稍胖族群的二．五倍之高。

無論是日本或美國的調查結果，都是相較於過輕族群，身體質量指數在二十五～三十之間的稍胖族群最長壽。

這項調查結果也與我長年來的感受一致。我身邊那些充滿健康活力的七、八十歲長者當中，身形稍胖的人也比身形纖細的人來得更多。

可是，當今的日本只要身體質量指數在二十五～三十之間，就被視作為肥胖，會被建議減重瘦身。在美國，因為首位死亡原因是冠狀動脈疾病，為了預防動脈硬化所以才會推廣當地人注意體重，這也是理所當然。

另一方面，日本的死亡首因是癌症，在OECD會員國當中，日本罹患冠狀動脈疾病的患者也算是特別少。日本明明國情如此，卻全盤接收美國的醫學常識，直接複製在國家醫療政策上。

日本的代謝症候群相關政策，只不過是由一群對於高齡醫療現況一無所知的學者與官僚所主導制定的錯誤政策。在統計數據上也顯示，要是乖乖按照代謝症候群相關指引努力減重，反而會導致壽命縮短。最不可思議的是，提倡代謝症候群相關政策的松澤佑次醫師，本身也是屬於一點也不瘦的稍胖身形，現在儘管已經八十多歲，卻還是相當健康有活力。

在我長年來為高齡長者看診的經驗中也是如此，活到高齡依然健康有活力的人，身形通常都較為圓潤。

此外，在外表方面，也是身形圓潤的人看起來會比實際年齡年輕十～二十歲。反之，身形纖細的人則會比實際年齡看起來顯老。由於身形纖細的人，肌膚會比較沒有張力與光澤，細紋也會比較明顯。這樣的人通常都有蛋白質攝取不足的傾向，當我詢問對方每天的飲食狀況，常會得到每天都採行清淡飲食的回答。

若是因為遵從飲食限制而瘦下來的高齡長者，看起來也會是同樣顯老的狀態。年屆高齡後，蛋白質攝取不足也會加速老化，甚至還會導致免疫力下降，因此罹患癌症等各種疾病的風險也將隨之提升。

過了七十歲後，一定要注意自己攝取的營養是否足夠，倒是不必太擔心自己是否攝取過量。如果是因為腸胃不好而吃不下則另當別論，如果是享受飲食樂趣、身體健康的人，就不需要過於忍耐。

如果一定要控制體重，我建議大家以達到稍胖身形為目標，而不是代謝症候群相關政策所判定的正常體重。因為偏瘦身形會縮短壽命。

享用美食提升免疫力

年屆高齡後，就算沒有刻意減重瘦身，仍有許多人會因為擔心膽固醇、血壓、尿酸等，忍耐不吃自己喜愛的食物。

如果是罹患重病、非飲食限制不可的情況下，當然還是得忍耐。但如果只不過是因為「膽固醇有點高」、「擔心尿酸過高」等微不足道的原因，年過七十後則沒有必要忍耐不吃喜愛的食物。雖然暴飲暴食對身體不好，但只要正常攝取，享用喜歡的食物沒什麼不好。

年屆高齡後，食慾也會跟著下滑，再加上很多人都會為了身體著想而選擇粗食，但實際上營養不足的人卻占大多數。與其刻意忍耐不吃喜愛的食物，不如享用自己想吃的食物，確實攝取營養會更好。

此外，對七十歲的人而言，要活到一百歲還有三十年左右的時間。這段時間想要如何度過，應該也需要好好思考才對。你想要一輩子擔心血壓與膽固醇，一直克制忍耐地活得長壽，還是就算縮短幾年壽命，也要過著享受喜愛美食、沉浸於喜悅的生活呢？我認為不妨思考看看，究竟哪一種生活方式對自己而言才是幸福。

我自己是認為，就算拚命忍耐不吃喜愛的食物，也未必能活得長壽。

話說回來，為了預防冠狀動脈硬化而建議患者採行的降血壓或膽固醇的飲食限制，是基於美國的統計與研究數據而產生。

但目前在日本卻完全沒有關於降低血壓或膽固醇是否真能活得長壽的大規模調查結果。除了人種差異之外，美國的冠狀動脈疾病患者較多，日本則是癌症患者較多，兩國的疾病構造本身就不同，美國的研究結果並不見得可以直接套用在日本。

也就是說，沒有人知道真相究竟如何。為了沒有明確證據的健康指引，拚命要求自己忍耐、受苦，我並不認為這麼做有意義。

在日本，因冠狀動脈硬化而死亡的人比歐美國家少得多，首位死亡原因其實是癌症。

預防癌症最重要的是維持身體的免疫功能。可是，忍耐不吃喜愛飲食的生活，也許可以預防冠狀動脈硬化，但卻會造成免疫功能變差。這麼一來就提高了罹患癌症的風險，因此在日本這麼做可能會帶來壽命縮短的下場。

在品嘗美食時，能充分活化人類的額葉；反之，充滿限制的生活則無法帶來品嘗喜愛美食的「幸福感」、額葉無法獲得刺激，會加速大腦老化。我認為，若希望過著健康有活力的晚年生活，最需要極力避免的就是大腦老化。

另一方面，克制飲食容易讓人缺乏蛋白質與膽固醇，也會造成血清素與男性荷爾蒙減少，增加罹患憂鬱症的風險。甚至還有可能導致免疫力降低，增加罹患癌症的機率。

年過七十後，就不需要對於飲食限制太斤斤計較了。品嘗自己喜歡吃的食物，享受美味的感覺，才能提升免疫力，這才是為健康著想的最佳做法。

不過，在飲酒方面則需要注意。年屆高齡後，獨酌的機會只會越來越多。無論是因為沒有對飲的對象，或是因為睡不著、心情不好等原因，都會讓獨酌的情況只增不減。

像這樣獨酌不僅容易越喝越多，酒精成癮的機率也會提高。如果只是晚餐時稍微配點酒倒是還好，唯獨請盡量避免自己一人獨酌。千萬要留意不可以養成自己一個人喝得酩酊大醉的習慣。

過了七十歲後要重新檢視人際關係

年過七十後，會漸漸覺得與別人往來是一件很麻煩的事。這是因為男性荷爾蒙減少而造成，尤其是男性，這樣的傾向更是顯著。

反之，停經後的女性會隨著年齡增長，男性荷爾蒙的分泌逐漸增加，反而會變得更有活力、更樂於社交。我們經常可以看到妻子很有活力地與朋友們外出遊玩，丈夫退休後就繭居家中，變成依附妻子的黏人精，就是因為受到男性荷爾蒙的影響。

不過，無論是男性或女性，在預防老化的層面上來看，「與人往來」非常重要。因為與人往來交流一定會使用到額葉，使用額葉就代表可以延緩大腦老化。

此外，與人往來的另一個好處是可以逐漸增加男性荷爾蒙的分泌。這麼一來，便能從源頭加強與人往來的意願，帶來好的循環。

這跟男性荷爾蒙與肌肉的關係有著相似之處。男性荷爾蒙增加，便容易鍛鍊出肌肉，鍛鍊出肌肉後又能促進男性荷爾蒙分泌，這跟與人往來是一樣的循環模式。

年過七十後，請盡量維持與人往來，不要斷了與別人聯絡的機會。只不過要注意的是，不要再繼續與討厭的人往來就好。

活到七十歲後，生活會漸漸脫離工作，因此就算不繼續維持討厭的人際關係也無妨。趁這個時候坦率面對自己的感受，重新檢視自己的交友狀況，只要與自己喜歡、相處起來輕鬆自在的對象往來就可以了。

如果像年輕時一樣，基於義務或惰性而勉強維持討厭的人際關係，當然會覺得與人往來是一件很麻煩的事，變得越來越不喜歡與人往來了。

過了七十歲後，就跟自己喜歡、合得來的人往來吧！如果是喜愛運動的人，就找可以盡情大聊運動話題的朋友見面；喜歡聊政治議題的人，就找可以一起聊政治的朋友，像這樣無論什麼事都可以隨心所欲、言無不盡的對象最為理想。就算政治立場相異、彼此支持的棒球隊不同，只要能與同領域的朋友盡情交流，知無不言、言無不盡，對於促進活化額葉是再適合不過了。

只是年屆高齡後，由於額葉已經開始萎縮一陣子了，遇到意見相異的時刻很可能會與對方吵起來。如果是年輕時，就算別人說了與自己政治立場相左的言論，自己也可以默默傾聽不語，但年紀大了之後就很容易大為光火，無法再忍耐下去。

萬一有可能會跟對方演變成如此交惡的關係，那還是跟與自己看法相似的朋友交流就好。即使如此，對於活化額葉的效果來說，也比總是自己一個人來得好。要是每次見面都會感到很不愉快，當然會變得不喜歡與別人往來。

為了找到志趣相投的朋友，主動尋找與自己擁有相同興趣的人也是一個不錯的方法。無論是愛看電影、愛吃拉麵、同為鐵道迷等，只要是擁有一樣興趣的團體，就很容易從中找到意氣投合的朋友。

不過，不管我說與人往來對於預防老化的效果有多好，還是會有人就是不喜歡與別人往來。若是從年輕時就不擅與人相處，老了以後當然也會偏向希望自己一個人悠閒度過老年時光，不想在人際關係上多花心思，這也是可以理解的。

如果是這樣的人，少與別人往來也無妨，只不過還是要思考一下替代方案，讓自己多少與別人有所連結。舉例來說，不妨使用社群網路，每週發布一次自己的想法或感興趣的事物也不錯。只要持續發文，一定會有人閱讀，這麼一來多少也能藉由網路維持人際關係。

年過七十後，最重要的是盡量不要去做自己不喜歡的事。目前為止，我在這本書裡已經介紹了許多可以讓大家充滿活力度過晚年的方法。

不過，要是無論如何都很排斥我提出的方法，不去實踐當然也沒關係。就算大家都說運動對身體很好，但你就是不想運動的話，那也不打緊。因為壓力才是抗老的大敵。

只是，真的不願意做的話，就要思考看看「還有什麼是我可以做到的」。不想從頭開始從事新運動，散步總是可以辦到的，或是在家裡走走、在院子裡蒔花弄草等，找到一種不會太勉強自己的替代方案。只要這麼做，應該就可以幫助維持身心年輕、帶來活力。

如果還是中高齡的階段，可能會「為了健康」、「為了工作」而拚命努力、勉強自己，但年過七十後，勉強自己已經行不通了。就算刻意勉強自己，在不情不願的狀態下努力去做，也會帶來過度的壓力，造成免疫力下降，對身心都造成傷害。

活到這把年紀，也差不多該跳脫「付出越多、收穫越大」的思維了。因為過了七十歲後，「自己是否享受其中」會對免疫力帶來很大的影響。

請不要再做真心討厭的事情了。在七十歲的生活中，這點非常重要。

第　三　章

七十歲面對醫療的態度會左右壽命的長度

請重新檢視目前正在服用的藥物

過了七十歲後，會有越來越多人罹患不只一種疾病，也會有越來越多人平常需要頻繁出入醫院。不僅如此，也可能罹患大病，必須為自己做出重大醫療決定。在七十歲這個階段如何面對醫療，會大大左右八十歲以後的生活。

在第三章中，我想要聊聊七十歲長者該如何面對醫療，才能在八十歲之後過著充滿活力的生活。

首先，要請大家思考關於現在正在服用的藥物。我想，正在閱讀本書的人，應該大部分都有在服用控制血壓、血糖、膽固醇的藥物吧！

年過七十之後，重新檢視自己以後是否還要繼續服用這些藥物，也是很重要的一環。如果在日常生活中有感受到這些藥物帶來的副作用，那更該如此。

利用藥物降低血壓、血糖，本來是為了降低將來發生心肌梗塞、腦梗塞、中風等的風險。因為高血壓、高血糖的確會成為心血管疾病的導火線。

不過，要是利用藥物將血壓與血糖降到所謂的「正常值」，不僅常會讓身體感到倦怠，頭腦也會長期處於呆滯的狀態。

為了降低十年後發生心肌梗塞的風險，從現在起就持續服用藥物，長期過著毫無活力的生活，這樣真的有意義嗎？尤其是過了七十歲後，我認為生活中應該要將舒適愉快放在第一位會比較好。

就算健康檢查數值都落在正常範圍，但身體越來越倦怠、活動力越來越低，只會讓人逐漸成為毫無活力的老人而已。

我並不是要大家停止服用所有的藥物，只是請大家不要太拘泥於醫師所說的正常值，以在日常生活中維持正常活動力為前提來服藥會比較好。

另一方面，雖然降低血壓與血糖的確可以減少罹患心血管疾病的風險，但事實上日本很少人死於心肌梗塞，日本人的死亡首因其實是癌症。在美國，因心肌梗塞而死亡的人是死於癌症的一．七倍，相較之下，日本人若將長壽的希望放在降低血壓與血糖並不合乎情理。

美日兩國的疾病構造本來就大相逕庭，但日本卻直接套用美國的醫療原則，期望藉由降低血壓與血糖減少罹患心血管疾病的風險，這就是日本醫療的現況。

最令人吃驚的是，日本也完全沒有任何大規模調查的數據顯示，服用降血壓藥物的人就能活得比較長壽。唯一有舉行過相關調查的降血壓藥得安穩膜衣錠（Diovan），卻在當時被查出數據造假，未能提出足以信賴的統計數據。

事實上，日本就是在如此沒有根據、模稜兩可的情況下，使用降血壓與降血糖的藥物。

而降膽固醇的藥物也是一樣。服用藥物降低膽固醇的確可以預防動脈硬化，多少降低發生心肌梗塞的風險。不過於此同時，男性荷爾蒙也會隨之減少，有些人也會產生勃起障礙的問題。

一旦抑制男性荷爾蒙分泌，就會變成毫無活力的萎靡老人。而且膽固醇也是免疫細胞的原料之一，降低膽固醇也可能會導致免疫力下降，增加罹患癌症的風險。

結果，差別只在於是死於心肌梗塞，還是死於癌症而已，仍然沒有人知道究竟服用藥物是否能活得長壽，這就是目前日本醫療的現實面。

如果在日常生活中自己有感覺到這些藥物帶來的副作用，就沒有必要再繼續忍耐下去。因為沒有確切的證據顯示，痛苦忍耐、繼續服藥是不是真的能讓人活得長壽。

在檢視目前服用的藥物時，也許醫師會希望將你的健檢數值降低到正常值，不過，就算數值略高，還是要請醫師開立以維持活力生活為優先的處方。

在普遍營養狀態不良的昭和二十～三十年代（一九四五～一九五五年），血壓只要一六〇左右就可能造成血管破裂，但現在普遍營養狀態都已經獲得改善，只要沒有動脈瘤，血壓就算高達二百，基本上也不會造成血管破裂。

與其擔心未來，每天按時持續服用毫無長壽根據的藥物，我認為不如追求眼前舒適的生活更為重要。

偶爾會有患者告訴我：「雖然我很想服用頭痛藥，但一想到我還有在吃其他這麼多藥物，就忍耐不吃頭痛藥了。」這根本就是本末倒置。

比起努力按時服用毫無長壽證據的藥物，不如頭痛時不要暗自忍耐，直接服用頭痛藥就好；同樣地，胃痛時就該吃胃藥。所謂的藥物應該是在身體不舒服時，為了讓自己解除不適而服用，請大家一定要重新認知到這一點。

不要過度控制血壓、血糖

如同前幾節所述，降低血壓、血糖、膽固醇的藥物雖然可以預防動脈硬化，降低心血管疾病的風險，但同時也會造成身體倦怠、失去活力，使得免疫力下降。綜觀下來，我認為正是因為堅持服用這些藥物，對日本人而言才是充滿活力地活到高齡的絆腳石。

在此，我要以自己的親身經歷為例為大家說明。幾年前的一月我得了嚴重的感冒，變得容易感到口渴，半夜要跑五趟洗手間。這樣度過一個月後，我在服務的醫院裡測量血糖，數值為六六〇。

這麼高的血糖值照理來說應該是需要立刻住院的。為我診療的醫師友人建議我打胰島素，但我總覺得非常抗拒，所以只服用藥物來暫時應付血糖過高的問題。

在那之前，我都是過著只開車或搭計程車、完全沒有走路的生活，藉著這次生病的機會我改變自己，平時盡量多走路，改善了我的生活方式。皇天不負苦心人，現在我的血糖值一直控制在二百左右。

當我的血糖值控制在二百左右後，就不會動不動就口渴，半夜也不必再去廁所了，生活中並沒有遇到什麼問題。老實說，其實血糖值二百仍然是偏高，但如果要再降低血糖的話，頭腦可能就會變得迷迷糊糊的，所以我目前決定將血糖控制在這個數值。

我的血壓也偏高，平時也有在服用降血壓藥。如果不吃藥的話，血壓大概會是二二〇左右，這樣算是比較高，所以我服藥將血壓控制在一七〇左右。

雖然血壓二二〇左右不太會造成頭痛，在自覺症狀方面也沒有什麼問題，不過醫師為我看診後，告知我有心室肥大的傾向。

血壓之所以會偏高，就代表著心臟非常努力地工作，所以導致心臟肌肉變肥厚的狀態。醫師告訴我，要是心室肥大的情況就這樣繼續惡化下去，很可能會增加心臟衰竭的風險，所以我才決定要利用藥物降低血壓。

剛開始服用降血壓藥時，雖然血壓下降到了正常數值，但也導致我感到非常倦怠，頭腦也迷迷糊糊的沒辦法工作。這就是為什麼我現在會將血壓控制在一七〇左右。

過了幾年之後，我又重新接受了心臟檢查，結果顯示我心室肥大的情形已經比以前有所改善，所以我現在依然刻意將血壓控制在較高的數值，同時維持正常的日常生活。

大部分的醫師都會建議患者將各種檢查的數值降低到正常值。在控制數值時，一旦出現「倦怠」、「頭腦渾沌不靈光」等症狀，絕對不可以默默忍耐。一定要將自己出現的症狀告訴醫師，請醫師幫忙更換藥物。

大部分沒有醫學知識的患者，就算服用的藥物出現了副作用，也很容易認為這是醫師為了自己的健康著想而開立的處方，所以必須多忍耐。但這樣的忍耐毫無必要。因為完全沒有任何確切的證據顯示，忍耐藥物的副作用可以活得比較久。

明明沒有確切的證據，卻一直選擇忍耐，這應該算是「無意義的忍耐」吧！

我認為年過七十之後，千萬不要執著於服用這些藥物，應該要以避免生活品質下降為前提，以有彈性的方式服藥，才能擁有充滿活力的七、八十歲人生。

與其全身健檢，不如接受心臟檢查、腦部檢查

年過七十之後，最好也要改變自己對健康檢查的想法。在日本，一般上班族大部分每年都會接受一次健康檢查，就算是退休後，我想也有很多高齡長者會前往各地的保健所接受健檢。

雖然大家對健檢的「信仰」是如此堅定，但實際上健康檢查對長壽幾乎沒有任何幫助。

因為，在日本健檢中顯示的「判定結果」，是計算健康成人的平均值，其中位居中央百分之九十五的人是屬於正常，數值過高或過低的其他百分之五，則劃分為異常。

也就是說，每個人的體質與環境本來就不相同，有些人數值異常，但整體而言很健康；也有些人的數值明明正常，卻身患疾病。沒有明確的證據顯示，健檢數值被判定為異常的人，就一定會生病。

日本的健檢會檢查將近五十～六十個項目，這些項目中與疾病有明確因果關係的只有血壓、血糖、紅血球數量等五～六個項目而已。

而且就算血壓或血糖數值非常高，也只不過表示在機率上而言，將來危害到健康狀態的可能性比較高而已。至於其他的檢查項目，只要不是太離譜的異常數值，基本上沒有證據可以證明這些項目跟壽命長短有所關聯。

可是，大多數人只要在健檢中有項目被判定為異常數值，就會聽從醫師的指示，拚命想將數值恢復到正常而服用藥物。

就如同前些章節所述，我認為這麼做不僅不會讓自己變得更健康，反而會帶來加速老化的結果。

一旦血糖或血壓數值下降，身體就會變得倦怠，頭腦也無法維持清晰，活動力更會一落千丈。

要是為了降低膽固醇而採取飲食限制、服用藥物，也會造成免疫力下降。而且男性荷爾蒙的分泌也會減少，導致行動意願變差，罹患憂鬱症的風險反而會提高。

如果像這樣過度迷信健檢結果，一心一意想要改善健檢數值，非但不會變得更健康，反而會讓自己漸漸變成「萎靡不振的老人」。若要一味隨著毫無意義的檢查數值起舞，我認為不要接受健檢還比較好。

話說回來，降低血壓、血糖、膽固醇，目的是為了預防將來發生心肌梗塞與腦梗塞。

但我也強調過很多次了，這些檢查項目的數值較高，只不過是代表以後發生心肌梗塞與腦梗塞的機率較高，不是每個數值較高的人都會罹患這些疾病，也有些人活得好好的。不過就連那些對檢查數值置之不理也不會發生心肌梗塞的人，也都會為了降低數值而每天認真服藥、進行飲食控制。

如果大家真的想要預防心肌梗塞與腦梗塞的話，我建議不如直接做心臟檢查與腦部檢查。我雖然認為健康檢查毫無意義，但心臟檢查與腦部檢查卻是非常有效的。

只要每隔三年接受一次心臟檢查，就可以得知圍繞心臟的冠狀動脈哪裡有發生硬化、變窄的情形。只要能發現冠狀動脈發生異常，就可以事先利用氣球擴張術或安裝支架來擴張血管。

實際上，在血管內治療技術方面，日本在全世界中算是數一數二的先進。就連許多國外的重要人物也會低調地飛來日本接受治療。

而腦部檢查則是可以透過磁振造影（ＭＲＩ）事先發現腦動脈瘤。只要早期發現，就可以使用導管等進行預防性的手術。

在血管內治療技術極為發達的日本，定期接受心臟檢查與腦部檢查只會越來越有效。

與其在健檢時被告知：「就機率上來說你很有可能發生心肌梗塞，現在就先服用藥物來降低數值吧。」我覺得不如在心臟檢查時被建議：「你心臟的這條血管已經變窄了，要裝入支架會比較好。」這麼一來我就覺得可以接受，並遵從醫師的建議。況且，既然血管沒有變窄，當然也沒有必要限制飲食，甚至服用藥物。

另一方面，有時候也會有些健檢報告數值向來都很正常的人，突然發生心肌梗塞。如果擔心發生這樣的情形，定期接受心臟檢查應該也是不錯的預防方法。

比起接受健檢後毫無意義的節制自己，我建議大家過了七十歲之後，要定期接受心臟檢查與腦部檢查會更有幫助。

年過七十後，該留意的醫師話語

若是以為只要聽從醫師的指示，照做就可以活得長壽，那可是大錯特錯，請大家拋開這樣的誤解。過了七十歲之後，在醫師的發言中該注意的重點只有一個。

那就是日本的醫師並不是長壽專家，只不過是自己專責器官的專家罷了。而且，日本的醫師、臨床大學教授等人口中所說的「對身體好」，其實指的是對自己專責器官好。如果是心臟內科醫師建議患者要降低膽固醇，那只是因為這麼做可以減少死於心肌梗塞的人數。但實際上，膽固醇降低也會造成免疫力下降，反而導致死於癌症的人數增加。以整體數據來看，有很多調查結果都顯示膽固醇較高的人比較長壽，反之則幾乎沒有任何證據可以證明，膽固醇較低的人可以活得長壽。

胸腔內科的醫師在診療時也只針對維護呼吸器官的健康；消化內科醫師則只注重消化器官的健康。醫師所謂的對身體好、對身體不好，指的只是對於自己專責的器官好不好而已。

也就是說，日本並沒有專門負責長壽的醫師。幾乎沒有一位醫師是全盤診療全身，告訴患者該怎麼做才是對身體好、避免做哪些事才不會對身體不好。

如果在四、五十歲的年紀，因為不希望自己突然死於心肌梗塞而尋求專責醫師的診療，也許還算有意義。請心臟內科醫師替自己檢查，有可能可以預防自己罹患重大心臟疾病。

不過，都已經過了七十歲，身體所有器官的能力都在衰退。若是囫圇吞棗地一味聽從某器官專科醫師的建議，就算可以讓就診的器官狀況變好，但卻很有可能會在其他方面出現問題，對身體造成嚴重的傷害，這種情況屢見不鮮。

如果一味聽從醫師的建議，進行不一定必要的手術或治療，結果常會造成生活品質下降。最糟的情況下還有可能導致壽命縮短。

為了避免發生這樣的情形，年過七十之後，絕對不可以在沒有全盤理解的情況下，對醫師的話照單全收。尤其是罹患重病時，更不能盲目地信任大學教授這種聲名遠播的醫師，因為這種醫師正是典型的專科專家，大部分都沒有什麼診療高齡長者的經驗。

從今以後請大家養成習慣，聽到醫師的建議後不要只會一味地附和稱是，而要自己進行思考。想想看當自己遵照醫師的指示後，是否真的可以活得更久、過著自己理想中的晚年生活呢？

為了達到自己的目標，絕對不可以吝於蒐集資訊，多聽聽其他醫師的見解，自己也要多付出努力才行。

請參考統計數據與長壽長者的智慧

為了達到健康長壽的目的，醫師其實並不是那麼值得信賴。如同上一節提到的，每一位醫師都是站在自己專責器官的立場為患者看診，並不是以充滿活力的長壽人生為前提給予患者建議。

那麼，當我們希望活得健康長壽時，該相信誰才好呢？我認為「統計數據」是最值得信賴的指標。

在前些章節中也曾提及的柴田博醫學博士，在東京都老人綜合研究所進行了許多有用的統計，留下非常多傑出的研究成果。舉例來說，他長年追蹤調查許多位高齡長者，研究膽固醇數值與死亡率之間的關聯，並分析了身體質量指數（BMI）與死亡率的關係。

從這些研究數據顯示出的結果，與我們以往認定的「膽固醇較低比較健康」、「瘦一點可以比較長壽」等醫學常識完全相反。

其實醫學本來就並非完美。常有許多最新研究結果成為普遍的常識後，經過幾年卻完全派不上用場，或反而惡評連連。

例如從前曾用於精神疾病治療的腦白質切除術（lobotomy）就是最好的例子。這是一種在大腦施行外科手術，讓患有思覺失調症的病人變得冷靜理性的方法，在當初是一種劃時代的治療法，研究出這種手術的人甚至還獲得了諾貝爾獎，但其後患者卻出現了重大的後遺症，現在這種手術已經不再施行。

以前也有一段時間大眾認為比起用動物性油脂所製造出的奶油，由植物性油脂所製造出的人造奶油對身體比較好。可是現在大家已經知道，人造奶油含有的反式脂肪一旦攝取過多會危害到身體，現在幾乎已經銷聲匿跡了。

所謂的醫學常識與健康常識，就是會像這樣隨著日新月異的研究而改變不同的面貌。

現在雖然有些人會藉由飲食限制來控制膽固醇與血糖，以預防動脈硬化，但只要使用iPS細胞的治療技術變得更先進，也許大家就不必再這樣忍耐進食了。因為只要讓iPS細胞生成於損傷的血管，就可以重新再生出新生血管了。

另外，若基因組的研究更進步的話，也許就可以事先分類出哪些人是血壓一高就容易心肌梗塞、哪些人就算血壓過高也不會發生心肌梗塞。現在因為沒有人知道究竟哪種人容易發生心肌梗塞，所以只要一測量出血壓較高，就一律都要以降低血壓的方式來預防心肌梗塞。

不過，只要能得知哪些人是就算對血壓置之不理也不會有事，那麼這些人就不需要再為了降低血壓而忍耐進食了。目前一律要求降低血壓的作法，遲早有一天會變成過去式。

我的結論是，所謂的醫學是在不完美的發展途徑上所做的學問。正因為如此，我才會認為唯有依據現實所做出的統計數據，才是毫不作假、最足以信賴的指標。尤其是柴田醫師所做的研究，大部分都是長年追蹤高齡長者的真實狀態後所得出的結果，對我來說非常值得參考。

柴田醫師的研究還有一個非常厲害的優點，那就是他實際追蹤調查了那些活到一百歲的「百歲人瑞」。他實際調查了活到一百歲的長壽人瑞平時究竟過著什麼樣的生活、攝取怎麼樣的飲食。

畢竟這是針對真正的長壽人瑞所做的研究，因此非常有說服力。

對各位讀者而言，這樣的研究視角應該也很有幫助才對。因為醫師並不是長壽專家。如果是請年過百歲的日野原重明醫師（已於二〇一七年過世）看診，也許可以獲得一些年屆高齡後如何保有活力的建議。不過，大部分的醫師都並不是特別長壽，醫師的平均壽命甚至還比一般人來得短。

與其向一般的醫師尋求長壽的智慧，我認為倒不如向自己周遭真正的長壽長者借鏡，聆聽他們的智慧，參考他們實際的生活方式會更有幫助。

所幸現在已經是百歲人生的時代，越來越多人即使年過八十還依然充滿活力，過著精采豐富的人生。在大家的身旁應該都可以很容易找到「我老了以後也想要活得像他那樣」的長壽長者。

我認為他們的生活及思考方式，就是為我們帶來幸福晚年最有效的良方。

年過七十後，該如何聰明選擇醫師？

年過七十之後，最好就不要再對醫師所說的話盲目聽從、抱有過度期待了。不過，實際上有很多高齡長者都是基於某些原因而不得不長期奔波醫院看診。

這種時候究竟該如何選擇醫師，才能迎接健康有活力的七、八十歲人生呢？為了晚年生活著想，選擇醫師也是關鍵所在。

想要找出最適合自己的醫師，最簡單的方式就是詢問看看醫師對於藥物的見解。舉例來說，當你服用醫師開立的降血壓藥物後覺得不太舒服時，不妨直接開門見山地告訴醫師：「我服用了這個藥物後，身體覺得非常倦怠」、「自從換了藥物後，頭腦都一直昏昏沉沉的」。

當你這樣傾訴自己身體的不適時，醫師若回答：「可是你的血壓正常，應該不會出現這種症狀才對」、「難道你想要停藥死掉算了嗎？」、「這種藥很好，不會有問題」，像這樣不當一回事的話，就該停止前往這間醫院了。

由於年屆高齡後，每個人的身體功能會出現極大的差異，就算有些人服用同一款藥物覺得沒問題，但也有些人可能會感到倦怠、暈眩、嗜睡等症狀。如果醫師在看診時只會按照教科書的內容回答：「這款藥物對身體很好，一定要按時服用」，用這種方式為超過七十歲的高齡長者看診就太不可靠了。

由於這種醫師診療高齡長者的經驗不多，甚至很可能不知道診療高齡長者的基本知識，請大家最好要避開這種醫師。年過七十後，要盡量找診療高齡長者經驗豐富的醫師，重視患者是否能擁有輕鬆舒適的生活，盡量不要造成患者痛苦的醫師最為理想。如果能找到這樣的醫師為自己診療，我認為就能大大提高七、八十歲之後依然健康有活力的機率。

相反地，如果是比起患者生活品質，更執著於自己的診療，堅持自己的治療方式，不去理解高齡長者身體反應，毫無轉圜餘地的醫師，不僅會使高齡患者的生活品質大幅降低，最糟糕的是，甚至有可能縮減患者的壽命。

如果是一位好的醫師，在接受患者的藥物諮詢時，應該會認真聆聽患者的傾訴內容，誠心誠意地回答：「這樣啊，這款藥物可能不太適合，不好意思」、「這次換另一種藥試試看吧！」、「那就把血壓控制在稍微高一點點的範圍內吧」。若是這樣的醫師，對高齡長者而言就會是一位非常好的家庭醫師。

另一方面，選擇醫師的關鍵還有一個，那就是對於年過七十後的人際關係而言，盡量不要與合不來的人（醫師）繼續往來。年過七十之後，也許會需要每幾週或每個月就診一次，與醫師見面的頻率會變得越來越高。這麼一來，自己跟醫師「合不合得來」也是一個非常重要的關鍵。

要是每次跟醫師見面後都覺得身心俱疲、心情不佳，就不要再繼續找同一位醫師了。明明付錢的是患者，沒有必要特地找一位不喜歡的醫師持續為自己看診。

不過，如果是因為每次去都要等很久、讓人心生不滿的話，還是勸大家要忍耐一下比較好。因為越好的醫師越需要等待。通常需要等待很久的醫師，一方面可能是因為患者絡繹不絕，一方面也可能是因為診察時很細心的緣故。前往醫院時不妨隨手帶一本書，靜下心來慢慢等待吧！

聽說現在仍有一些醫師的態度高傲，堅持自己的治療方式，不願聆聽患者心聲，像這樣的醫師就沒有必要再繼續往來了。雖然聽說有些患者偏好那種態度高傲、對自己頤指氣使的醫師，認為這樣的醫師比較令人安心，不過我想大多數人應該都還是比較喜歡面帶笑容，有同理心且願意傾聽的醫師吧！

正因為是身體不適時才會見面，如果每次與醫師見面都能心情放鬆，感受到容易吐露心聲的氣氛，對於健康應該會更加分吧！真的不建議大家勉強自己與合不來的醫師繼續往來下去。

如果你已經找到一位值得信賴的醫師，給對方診療能備感安心的話，當然就沒有必要特地再重新找一位醫師取代對方了。

年過七十後，該如何與「癌症」共處？

年過七十之後，也會有越來越多人罹患癌症。該如何與癌症共處，正是這個年紀的重大課題。最重要的關鍵就是在發現罹癌時，要不要選擇動手術。

我認為，如果是五十歲以下的患者，發現罹癌時可以選擇動手術，六十幾歲雖然有點介於灰色地帶，不過動手術應該也還無妨。但如果是超過七十歲的人，我認為還是不要動手術會比較好。

七十幾歲的人一旦動了癌症手術，體力一定會下滑、老得更快。如果是消化系統的癌症，就算手術順利也還是會影響到營養吸收，手術後不僅會造成生活品質低落，許多原本充滿活力，跟年輕時一樣生龍活虎的人，動完手術後很快就成了萎靡不振的老人。再加上整個身體的功能都會隨之下滑，罹患其他疾病的風險也會提高。

儘管如此，還是很多人選擇動手術，我想原因應該是大家認為就算手術會造成身體衰弱，比起完全不動手術，動手術還是可以讓自己活得比較久一點的緣故。

也就是說，大家在此時會被迫面臨到究竟是要萎靡不振地多活幾年，還是以充滿活力的狀態活過一段時間，但是會提早幾年死亡的重大抉擇。

因為這是關於生活方式的個人選擇，並沒有所謂的正確答案。每個人下定決心選擇的就是正確答案。年過七十之後，就算沒有真的罹癌，還是要思考看看自己希望如何度過晚年，才不會在突如其來的緊要關頭亂了陣腳。

如果拿我自己為例，我也反覆強調了很多次，年過七十之後我認為不要動手術會比較好。因為要是在七十幾歲時發現罹癌，無論有沒有動手術，病況都不會有太大的差異，我認為不動手術反倒比較有可能充滿活力地活得長長久久。

近藤誠（日本的癌症治療無用論者）醫師有此一說，他認為癌症只有分為兩種，一種是會轉移的癌症，另一種是不會轉移的癌症。如果是不會轉移的癌症，就算置之不理也不會致人於死，所以沒有必要特地動手術。

他的想法是，除非腫瘤大到會壓迫到器官造成疼痛，會阻礙到循環或吸收，才要以最少的程度切除腫瘤，減輕身體的不適。

我也認為他的說法很正確。因為我以前在專門診療高齡人士的浴風會醫院服務時，每年都會看到一百位左右亡故者的解剖報告，只要是超過八十五歲的人，幾乎每個人身體裡都有癌症腫瘤。

隨著年齡增長，身體就會製造出這些不好的癌細胞。也就是說，年屆高齡後每個人的身體某處都會餵養著癌細胞，同時好端端地活在人世。然後在自己對身體裡的癌細胞一無所知的狀況下，因為別的原因而死亡。

總而言之，如果是不會轉移的癌症，我也認為對高齡長者而言，就算對癌症置之不理也不會致人於死。

反之，我認為如果動了手術導致身體衰弱，才會使生活品質一落千丈，壽命也跟著縮短。

不過，在剛發現罹癌的階段，我們無從得知那是會轉移的癌症，還是不會轉移的癌症。萬一癌症轉移會造成非常嚴重的後果，所以無論如何先手術切除再說，會產生這種想法也是無可厚非。

可是，假使真的是會轉移的癌症，無論有沒有動手術，都很有可能因為癌症而死亡，最後依然會面臨同樣的結果。

一般而言，癌症要發展到一公分左右的大小才能在檢查時被發現。當然，這麼小的腫瘤還不會產生自覺症狀，也就是所謂的早期發現。只是，癌症要從一開始生成的癌細胞發展到一公分大小，大概需要花十年左右的時間。

也就是說，就算將目前已經發現的腫瘤切除，如果是會轉移的癌症，也極有可能在這十年內轉移至其他部位了。即使切除了一處腫瘤，隨著時間過去，別處的腫瘤也很有可能會慢慢變大，擴散至更多地方。所以，就算早期發現、早期切除，也還是有可能會演變成極為險峻的局面。

我是這樣想的，如果是會轉移的癌症，反正切不切除最後都是會死，倒不如祈禱自己得的是不會轉移的癌症，選擇不要動手術。

一般來說，七、八十歲之後罹患的癌症，會比中高年齡層的癌症發展來得緩慢，就算置之不理，最後的結果也很可能跟動了手術之後差不多。若是選擇不動手術，至少可以保障晚年的生活品質。

現在主流的想法都是早期發現、早期治療是最有效的抗癌方式，因此很多人都非常認真地定期接受健康檢查等。我也認為中年人如果可以藉由健檢早期發現癌症，因而獲得早期治療，是一件很有意義的事。

可是，上述的早期發現、早期治療，對於年過七十的高齡長者幾乎沒有任何意義。如果是年過七十的高齡長者早期發現了癌症，幾乎沒有人會有自覺症狀。要是就這樣一直沒發現，還有可能持續四～五年沒有自覺症狀的狀態，一直保持活力健康。

但要是在健檢中發現癌症後就立刻決定動手術，只會使身體迅速衰老，甚至罹患其他疾病，陷入臥病在床的狀態，最終導致壽命縮短，這種案例屢見不鮮。

正如同「眼不見為淨」這句俗語，不知道自己身患癌症對高齡長者而言反倒是一件好事。

所謂的健康檢查，其實罪孽深重。許多年過七十的人都行禮如儀地定期接受健檢，希望大家可以重新思考健檢的意義，了解背後藏有的隱憂。

如同前面所述，我自己是認為健檢毫無意義。與其定期接受健檢，我建議大家倒不如每隔三～五年安排一次大腦檢查與心臟檢查。

年過七十後，罹患「憂鬱症」的風險會提高

人稱「幸福荷爾蒙」的血清素這種神經傳導物質，從四十歲左右就會開始減少分泌，到了七十歲之後，減少的速度會更快，讓人變得容易不安，行動意願降低，罹患憂鬱症的風險隨之上升。

如果你最近夜不成眠、食慾不佳吃不下飯、心情沉悶、對什麼事都提不起勁……，一旦出現這些症狀，請千萬不要猶豫，立即前往精神科就診。

日本人很奇怪的一點是，如果是得了感冒就會毫不猶豫地前往醫院，但心理生病了卻寧可自殺也不願去醫院尋求幫助。這在其他國家是非常難以想像的一件事。

像是在歐洲各國等保險福利優渥的地方，雖然可以免費看診就醫，但基本上預約後可能要等一週左右才能實際看到醫師，所以如果只是感冒這種小病，就不會前往醫院看診治療。不過，如果是嚴重到想要自殺的憂鬱症患者，一定會前往醫院接受幫助。

日本人不知為何普遍都很排斥前往精神科就診，這也許是因為對於心理疾病抱有偏見的緣故。

可是，實際上心理疾病並不是什麼特別的事，在心理層面感到不適的人比大家想像得多很多。據說總人口中有百分之三、年過六十五歲以上的人口中，有百分之五罹患憂鬱症。每個人都有可能罹患憂鬱症，尤其是年屆高齡後更是如此，我認為上了年紀之後，不妨抱著就像是感冒就醫的心情，以輕鬆的態度前往精神科就診尋求幫助會比較好。

此外，站在精神科醫師的立場來看，我也覺得日本社會不將心理疾病視作為「疾病」的這點非常不合常理。舉例來說，在病名中包含「成癮」二字的疾病就有酒精成癮、賭博成癮、遊戲成癮等，而這些本來就都是心理層面的疾病。

可是，日本社會卻普遍認為會對某種事物成癮的人是因為意志力薄弱、個性散漫才會如此。而且通常是那些對某些事物成癮的人們受到抨擊，但造成這些成癮現象的酒商、柏青哥店、遊戲公司卻大發利市，絲毫沒有受到任何責難。

在美國，至少會以嚴格的標準檢視酒類等電視廣告，而且螢光幕上不會播出飲酒的畫面；但日本卻會在小孩也能看到的時段，不以為意地播出酒類廣告。

從這一點也可以看出，整個日本社會普遍不把心理不適當作疾病，而是認定這樣的人意志力薄弱。請大家要知道，要是你夜不成眠、心理不安得快要受不了，感覺活著很辛苦的話，絕對不是因為你的心靈很脆弱才會如此。

每個人都有可能會面臨到心理狀態不佳的時刻，最重要的是一定要在惡化之前前往醫院尋求幫助。只要做好預防措施，就可以有很高的機率不會演變成自殺等心理重症。

實際上，在新潟縣的松之山町就推動由保健師（日本專門從事保健指導的護理人員）密切追蹤有可能罹患憂鬱症的高齡長者，並帶他們前往醫院等，展開一連串預防自殺的措施，至今已經大幅降低了七成的自殺率。可以想見這樣的預防措施對高齡長者特別能發揮效用。

雖然高齡長者可能常會以為上了年紀之後，理所當然會出現夜不成眠、食慾降低、行動意願消退等現象，但其實大家不需要繼續忍耐。不妨抱著預防的心態，前往精神科、身心科尋求幫助。

如果現在正在閱讀本書的你，家裡有年過七十的老邁父母，我也想要告訴你，當父母說：「我想去精神科就診看看」，這種時刻請千萬不要試圖阻止父母。

即便本人感到備受煎熬，想前往醫院就診，但家人卻以「沒必要去啦」、「你想太多了」的說法試圖阻止，這樣的情況其實出乎意料地多。既然本人都有這麼多自覺症狀了，就請陪伴家人一起前往醫院吧！希望全家人都能確實了解，年過七十後很容易罹患憂鬱症的這個事實。

失智症並不是一種疾病，而是老化現象之一

以前，自民黨的麻生太郎曾在提及日本與中國稻米價差時說出：「七萬八千日圓跟一萬六千日圓哪個比較貴？就連阿茲海默症患者都知道。」這番失言惹出了軒然大波。我也對於他這種瞧不起阿茲海默症患者的發言，感到非常憤慨。

麻生的這番發言不難看出他對於阿茲海默症的錯誤認知，而且這種錯誤認知還蔓延到整個社會，我認為真的是罪孽深重。

並不是每位阿茲海默症患者都做不到如此簡單的計算。如果是初期階段，只是容易忘東忘西的程度，就算罹患阿茲海默症還是可以過上一般的日常生活。

但是，麻生的發言卻會給大眾帶來阿茲海默症患者什麼都不會的印象，讓

人們誤以為阿茲海默症是一種非常可怕的疾病。

以美國前總統隆納・雷根（Ronald Reagan, 1911－2004）為例，他在退任五年後宣布自己罹患了阿茲海默症，光看他當時出現的症狀，可以推測他在總統任期內就已經發病，開始出現忘東忘西等記憶障礙。但因為仍處於初期，他還是可以順利擔任總統的職務，這就是阿茲海默症真正的樣貌。

隨著時間流逝，阿茲海默症惡化後也可能會出現認不出人臉、無法比較出簡單的數字大小的情況，逐漸演變為重症。也就是說，阿茲海默型失智症的病況，從輕微到嚴重的差異就是如此巨大。

所以，就算被醫師診斷為失智症，也不會立刻失去記憶，瞬間變成什麼都不會的狀態，請大家不要太過沮喪。

站在我們醫師的立場，為了讓患者在接受治療時可以適用於照護保險的規範，就算只是剛開始忘東忘西的階段，也會做出罹患失智症的診斷。請大家不必過度憂心。

從統計學上來看，年過八十五歲的人就有四成、年過九十歲以上則有六成罹患失智症。在我看過非常多高齡長者解剖報告的經驗中，只要是年過八十五歲的人，大腦中都會有阿茲海默型失智症的病理變化。

也就是說，活到這把年紀之後，就算沒有出現明顯的症狀，就大腦的病理狀態而言，每個人都患有阿茲海默症。

我認為現在不應該再繼續把阿茲海默症當成一種疾病，而是視為一種老化現象會比較恰當。就像是年紀大了之後會漸漸掉髮、細紋增加一樣，每個人都會因為老化而產生失智症。差別只在於症狀出現的時間是早是晚而已。

不幸的是，當症狀變得越來越嚴重，就連人臉與別人說的話都弄不清楚後，出乎意料地，所有重症患者的表情都很開朗又充滿笑容。換句話說，失智症惡化後，患者反而會變得「更幸福」。

站在專門服務高齡人士的精神科醫師立場而言，診療過那麼多高齡長者後，我認為與其死於憂鬱症，至少對本人而言不如死於失智症會更幸福。比起將身邊的事物看得太清楚透徹，不如忘卻各種惱人煩憂、不懂世間憂愁，對本人而言更幸福，不是嗎？

失智症是一種活得越久越會出現的老化現象。在我長年來為高齡長者看診的經驗中，我認為即使已經出現失智症的症狀，只要平常多使用頭腦，病況的惡化情形也會變得比較慢。

總而言之，就算已經被診斷為失智症，生活起居也不會立刻就變得需要接受別人照護，我認為應該要盡量維持跟以往一樣的生活，繼續使用目前現有的身體與大腦功能，才能盡可能減緩失智症的惡化。

醫學其實是一門還在發展中的學問

在第三章中已經強調過很多次，我認為年過七十之後不必乖乖按時服用那些無法證明可以讓人長壽的藥物，也不需要乖乖聽從醫師的建議進行癌症手術，還有，健檢實際上並沒有任何意義，就算不做健檢也不要緊。

也許有些讀者會覺得這些言論非常危險又反常。是的，大部分醫師的確不會說出這樣的話。

可是我在前些章節中也曾提及，目前並沒有任何以日本人為對象的大規模統計數據，可以證明降血壓、降血糖、降膽固醇的行為與長壽有所關連。

就連癌症手術也是一樣，目前也沒有任何明確的判斷基礎可以告訴大家，究竟是要動手術比較好，還是不動手術會比較好？近藤誠醫師就主張，以癌症而言，早期發現、早期治療並沒有意義，並蒐集了一百五十位沒有切除腫瘤還是活得好好的人的經歷，寫下了《癌症擱置療法：150位患者的真實見證》（馥林文化）這本書。

有些醫師以非常激進的態度猛烈抨擊這本書，他們拿著按照近藤醫師的擱置療法處置癌症而死亡的案例，嚴厲批評近藤醫師，我認為他們的作法非常愚蠢。

因為若要站在科學立場進行批判，本來應該是要針對採用擱置療法的患者，以及按照原有治療方式的患者，比較兩者經過五年、十年後的生存率，才能客觀顯示出哪一種治療方式比較優異。但他們卻只會批評：「有人因為聽信近藤醫師的說法而死亡」，一點說服力都沒有。

而關於健檢這件事也是一樣，在健檢中檢查出來的各項數值，全都跟疾病毫無因果關係。

現在大家普遍擁有的醫學常識，大部分都如此缺乏明確的研究數據支持。大家真的要繼續對這種沒有根據的事物言聽計從嗎？

就連醫師也是一樣，尤其是在大學附設醫院中，大部分醫師都只了解自己專責的器官，整天關在研究室裡，缺乏診療高齡長者的經驗。但實際上在日本醫療界中，這樣的醫師可說是擁有最大的影響力，甚至架構了現在的醫療型態。

雖然我個人認為盲目相信這樣的醫師是很愚蠢的一件事，但現在依然有非常多患者一心一意信奉擁有大學醫院教授頭銜的醫師，感激涕零地全盤接受這樣的醫師給予的建議。

不過，我沒有要否定這些患者，我認為只要選擇自己願意相信的醫師、選擇自己願意相信的醫療就可以了。

就如同他們主張的醫療方式並沒有確切證據顯示可以幫助患者活得長壽，我所謂的長壽法則也沒有確切的證據。只是，反正兩者都沒有確切證據，比起那些關在研究室裡進行動物實驗的醫學系教授，我的主張還比較接近臨床流行病學的概念。

自從我開始在浴風會醫院服務至今已超過三十年，診療過約六千位高齡長者。根據經驗法則，我將我自己整理出的七十歲健康法寫在這本書中。

此外，請大家千萬別忘了，醫學本來就是一門還在發展中的學問。雖然也可以選擇無條件相信現在已知的「不完善」醫學，不過，反正醫學也還未臻完美，不如選擇「離苦得樂」也是一種思考方式。

既然沒有任何確切證據可以證明選擇忍耐就能獲得長壽，倒不如以目前生活中的舒適為優先，我認為不妨站在這樣的觀點來選擇醫療方式會更好。

要選擇相信哪一種觀點是每個人的自由，只是，請大家要先了解到醫學是一門還在發展中的學問，以此為前提來面對未來人生中的醫療決定，我認為這點非常重要。

第　四　章

努力克服退休、照護、生離死別、憂鬱症等「七十歲的危機」吧！

該如何克服退休後的失落感？

我認為在六十五歲到七十歲這段期間，大部分人都會面臨到人生中的許多困難。

無論是照護父母或配偶、與親朋好友生離死別、離開習慣的職場等，隨著超高齡化的發展，七十歲可說是人生中全新的一個章節。

如果是年輕時，可能比較容易跨過這種人生中的重大關卡，但到了身心功能都越來越衰退的七十歲後，這些難關就會成為相當大的負擔。

本章中我想站在精神科醫師的立場，與大家分享該如何順利度過這些「七十歲的危機」。

首先，一起來思考看看，關於到了退休年齡而離開職場的這件事吧！

在一間公司裡工作了漫長的歲月後，因為到了規定的退休年齡而必須離開職場，這對每個人而言應該都是人生中的重大關卡。尤其是很多男性都會將工作與人生畫上等號，到了這個時刻就像是要重新打造出新的人生一樣，當然會覺得不知所措。

再加上工作的期間越長，越會感受到某種失落感，有些人還會因此感到悶悶不樂。

如果這些失落感是來自於離開職場後就失去了夥伴，不妨定期找以前的同事們聚會。偶爾跟以前的好夥伴們一起相約喝酒、打高爾夫球，心情也會變得開朗許多。正因為已經退休了，只要與意氣投合的朋友來往就好，生活應該會變得更有趣。

問題是萬一離開職場後就覺得彷彿失去了自己，也失去了整個人生的情況。這樣的人往往認為「在公司工作時的我才是真正的我」。可是，這樣的想法不過是錯覺而已。

退休後依然對於以前的部長、董事頭銜念念不忘的人，正是陷入了這種錯覺之中。因為失去了這些頭銜後，就彷彿失去了原本的自己，而感到寂寞不已。可是，頭銜跟地位本來就是外在的虛名，跟你身而為人的本質並沒有關連。

舉例來說，當你身為部長時原本親密往來的人，當自己離開公司後對方就突然翻臉不認人，就表示對方只不過是看上你的頭銜而與你往來而已。這樣的人際關係真的值得珍惜嗎？

應該是認同自己的為人、無論頭銜如何都與自己熱絡來往的人，才能稱得上是好友吧！

我們該重視的是自己的本質，而非頭銜等虛名。所以不需要因為離開職場，就擔心自己成為「一無所有的人」。反之，不妨把退休當成是一個可以擺脫頭銜、讓自己獲得自由的機會，讓周圍的人可以針對你的本質做出評論；而你也終於可以認同真正的自己，打造出真正的人際關係。

另一方面，當然也有些人是因為在工作時可以盡情發揮自己的能力，認為自己在工作時閃閃發光。比起以往在職場上發光發熱的自己，現在的自己好像做不了什麼大事，而感到沮喪失意。

不過，就算離開了公司，以前在工作上努力過的經驗、能力與智慧等，都還在你身上沒有消失。

如果是本質的部分，不會因為你離開了職場而改變。所以不需要感到沮喪失意，請思考看看要如何將你所擁有的能力與經驗，運用到下一份工作，或對社會有所貢獻。

若是因為退休而沮喪消沉，活動力瞬間一落千丈，絕對是加速老化的一大推手。因此，建議大家不要一直陷在悶悶不樂的情緒中，早點開始尋找新的工作、從事義工活動，或發展自己的興趣吧！

把握還在工作的期間，創造出自己的興趣

對於完全退休後的人而言，是否擁有自己的興趣是非常重要的一件事。尤其是男性，有沒有自己的興趣會大大影響退休後的老化速度。

最理想的情況是，當自己還在工作時，就先找出即使退休後也能繼續保持的興趣。

以我自己為例，品酒與拍電影就是我上了年紀之後依然能從事的興趣。就拿拍電影來說，即使預算不高也不要緊，無論我到了幾歲都想要繼續拍攝，這應該也能成為一種很有樂趣的工作吧！

過了三十五歲之後，我就辭掉了醫院的固定工作，以自由工作者的角色身

兼醫師、作家、大考指導員、電影導演等，從事各式各樣的活動，也從中找到了屬於我自己的興趣。

如果一直從事某一份固定職業的話，也許並不容易找出自己的興趣。在公司裡工作的人，基本上光是工作就會忙得占用所有時間，要是沒有刻意培養興趣，那麼直到退休，很可能都會一直沒有自己的興趣。

很多人都是在退休前一直沒有自己的興趣，直到退休近在眼前時才開始手忙腳亂，不知道退休後該做些什麼才好。可是，就算想要找些事情來做，也會因為額葉已經開始老化，而無法輕易找到想做的事。

為避免陷入這樣的窘境，最重要的就是要趁著五、六十歲還在工作時，創造出屬於自己的興趣。

隨著年紀越大，不僅額葉會逐漸萎縮，男性荷爾蒙的分泌也會減少，讓人越來越懶得從事新事物。從這個角度來看，也一定要趁年紀還沒那麼大時找到自己的興趣。

不過，退休後才打算開始找出興趣也不算太遲。試著重新開始從事年輕時喜歡做的事，也是一個不錯的方式。也許到了這個年紀，才能體會到從前不了解的樂趣與好玩之處，重新找回年輕時的心境，再次培養出屬於自己的興趣。

如果是從前很想嘗試，卻因為工作占據了所有時間而無法接觸的事物，不妨在退休後試著挑戰看看，這也是唯有退休後才能享受的奢侈時光。

最重要的是不要想太多，儘管放手去做就對了。要是嘗試之後發現沒有想像中有趣，不要再繼續下去就好。最沒意義的就是在實際去做前想東想西，結果什麼都沒做成。

因為退休後時間變得比較自由，請大家多把眼光放在新嘗試所帶來的樂趣。如果只看到負面因素而不願意採取行動，只會使老化越來越加劇。

不要因為退休了就整天關在家裡，請大家盡量嘗試新的活動。現在這個時代的七十歲長者，應該都擁有充分的活力可以做到才對！

不要將照護當作自己的存在價值

年過七十之後，也有許多人會面臨到需要照護家人的局面。以前七十幾歲的人可能需要照護的是伴侶，但現在也有越來越多情況是，七十幾歲的子女要照顧九十幾歲的老邁父母。

在照護親人時，請大家務必要注意到一點，那就是不要將照護當作是自己的「存在價值」。

在七十歲時退休、沒有下一份可以繼續從事的工作與興趣，每天都閒閒沒事做的人，最容易把照護家人當成是自己往後人生的存在價值。

正因為退休後的時間非常自由，可以盡量花時間心思照護親人。這麼一來，不僅自己會覺得為親人奉獻了一己之力而備感滿足，受到照護的人也會感謝你的付出，結果人生就這麼一頭栽進了照護的世界裡。

可是，像這樣看待照護的態度，很有可能會毀了一個人的晚年。無論是被照護者，或是負責照護者，應該都不希望家人因為自己的照護而變得不幸吧！

為什麼我說一頭栽進照護裡，會毀了一個人的晚年呢？

因為所謂的照護，說難聽一點是「消磨時間」的最佳方式。如果有心要做的話，一轉眼就會消磨掉一整天的時間。這麼一來，就完全沒有自己的時間了。

一旦投身於照護之中，很可能會持續三年、五年，甚至是十年，沒有人知道盡頭在哪裡。若是把這麼多時間都投入在照護家人，自然而然會與以前的朋友漸行漸遠，不僅沒辦法培養出自己的興趣，也毫無休閒娛樂的時間。這樣的生活長久維持下去，絕對會對精神造成壓迫，損害心理健康。

當精神狀態難以負荷時，就算是在家裡進行照護，也很可能會對需要照護的家人怒言相向等，出現虐待行為，這樣的例子屢見不鮮。實際上也有資料顯示，有三～四成在家照護家人的人，曾有口出惡言等虐待經驗。

再加上年過七十之後，體力也會變得大不如前，越是一頭栽進照護裡，越有可能弄壞了自己的身體。

一旦將照護當作是自己的存在價值，就很有可能會先毀了照護者的身心狀態。

還有，絕對不可以將照護當作自己存在價值的最重要原因，就是一旦照護的家人過世後，照護者本人就會立刻變得衰老。

因為當自己六十五到七十幾歲的這段期間每天都在照護家人，一旦送走了需要照護的家人後，就完全沒有任何事可以做了。

如果是在七十歲後還繼續工作、透過義工活動積極參與社會、投身於興趣之中的人，到了八十歲之後大部分都還是可以繼續下去。

但如果在這段時間完全沒做別的事，只專心照護家人，等到七、八十歲照護工作告一段落後，就算想要利用多出來的空閒時間，也很難開始嘗試新的事物了。結果就變成送走家人後，每天日復一日什麼也沒做，宛如成了「照護廢人」，就這麼老去。

為了避免這種情況發生，當七十歲左右需要面臨照護家人的難題時，請多加利用現行的照護保險制度，並尋求照服員等人的幫助，盡量讓自己輕鬆一點。

在某些情況下，不妨也考慮讓家人進入照護機構。就算做出這樣的決定，也不需要有任何罪惡感。因為這是為了照護者與被照護者雙方著想，所做出的最好決定。

這麼一來，照護者不僅可以充滿活力地度過七十幾歲的人生，而且也因為擁有充分的時間，可以經常去探訪需要照護的家人。

如果是由家人負責照護，常會發生因過度疲勞而虐待被照護者的行為，若能借助第三方的力量來減輕自己的負擔，也能預防這種不幸的事情發生。尤其是失智症患者的照護，由於雙方無法順暢溝通，很容易讓人難以保持理性、一時衝動之下發生憾事，若能由別人來擔任照護的角色，也比較不會發生衝突。

不過，日本至今依然還殘留有某種程度的封建思想，很多人會認為照護家人的工作理應由家人負責，並視作是一種美德。現在這樣的思想依然壓迫著照護者們。要是不早點擺脫這種價值觀，以後日本的超高齡社會絕對會引發層出不窮的問題。

年過七十後，不要將照護當作自己的存在價值，就是將來到了八、九十歲後依然能保持活力的重要關鍵。

比起居家照護，居家安寧是更好的選項

大家常聽到「居家照護」、「居家安寧」這類的名詞，但很多人都把這兩者混為一談。

所謂的居家安寧，一般而言是罹患癌症等已知死期將至的疾病，希望讓患者以自己喜歡的方式走完人生最後一段路，待在最習慣熟悉的自家迎接死亡。另一方面，居家照護則是未知死期的患者，由於身心方面的障礙而在自家中受到照護。

居家安寧的時間頂多幾個月，最長一年左右，可以讓患者在自家中享用喜愛的飲食、做想做的事，幫助他們走過人生中所剩不多的日子。由於居家安寧的期間大致有限，再加上如果是罹患癌症之類的疾病，還勉強可以自己處理如廁，也可以正常與人溝通，照護起來比較不會造成太大的負擔，也能讓家人陪著患者走完人生最後一段路。

但如果是居家照護的情況下，光是不知道要照護到何年何月的這一點，就會把照護者逼至絕境。就算已經做到鞠躬盡瘁，只要患者的失智症持續惡化，別說是感謝了，甚至還會受到一連串的惡言相向。

假使患者長期臥病在床，無論是如廁、沐浴、飲食等，需要照護的範圍包山包海，對體力也是一大負擔。

因此，若是只有家人一手包辦居家照護的工作，負責照護者很有可能不支倒下。如果非得要居家照護不可，建議大家一定要盡可能借助政府機關的服務等第三方的力量來協助。

基於上述的原因，我個人並不贊成居家照護。如果有不錯的機構，不妨讓患者接受機構的照護，家人再頻繁前往探視，我認為這樣才是對雙方都好的做法。

反之，我非常贊成居家安寧。不過我的意思並不是在醫院迎接臨終完全沒有優點可言。

大家常會聽到關於死期將至的患者，躺在病榻上全身插滿了管線，看起來非常悲哀的論調。實際上由於患者到了這個階段已經沒有意識了，對本人而言根本不痛不癢。

不過，如果患者仍有意識的話，要問我贊成留在醫院，還是回到自家辭世，我會選擇待在自家。

一旦進入醫院，必然會接受痛苦的治療與手術。當然，一定會請家人簽下手術同意書，但除此之外的其他治療，大多是由醫師自行決定。而醫師通常是基於檢查數字是否正常來決定該採用何種治療，而非患者是否會感到痛苦，最後的最後很有可能會帶給患者痛苦，這是無法否定的。

假如就算會帶給患者痛苦，也希望多少延長一些壽命的話，選擇住院也無妨。可是，如果是已經知道死期就在不久的將來，而患者本人仍有意識的情況下，我覺得在家裡迎接臨終也是一個可以納入考慮的選項。

雖然以前安寧緩和醫療並不普及，不過現在已經增設越來越多安寧病房。若能進入類似安寧病房這樣的地方，便能協助患者依照自己的期望度過人生最後的時光。不過，在日本要住上安寧病房，一晚就要花費好幾萬日幣，所費不貲。

但就自由度而言，安寧病房當然還是遠遠不及家裡。只要是待在醫院裡，生活上就不得不配合該處的規矩，如果是待在自家，便能無拘無束地度過自己的時間。飲食方面當然也可以品嘗到自己想吃的食物。雖然會有噎死的風險，不過都已經到了人生最後的階段，我可以理解患者想要以自己喜歡的方式度過餘生的心情。

對於仍有意識，而且已知死期不遠的患者而言，居家安寧可說是非常理想的選項。不過，要順利實現居家安寧，前提是一定要整頓好家裡的環境。必須向社工師或照護管理專員諮詢討論後，打理出健全的環境才行。

該如何走過與伴侶、父母生離死別之痛？

年過七十之後，多少會有與親近家人生離死別的經驗。雖然以往大多都是在四十幾歲時就可能經歷與雙親的死別，不過現在越來越多人是到了七十歲後才會送走雙親。而到了七十歲後，也會有越來越多人面臨到必須送走伴侶的時刻。

送走最親近的家人後，有些人會變得一蹶不振，甚至罹患憂鬱症。這是因為年過七十後血清素與男性荷爾蒙的分泌都會減少，心情更容易變憂鬱的緣故。

我們究竟該怎麼做，才能順利走過生離死別之痛呢？

若是與雙親的生離死別，因為兒輩年紀也已經很大了，大家可能會以為應該不會像年輕時失去父母一樣遭受重擊，不過現實世界並非如此。實際上，有很多六、七十歲的人送走九十幾歲的雙親後，便罹患了憂鬱症。

從我多年來為高齡患者看診的經驗中可以看出，非常難以承受雙親過世的人，通常在親子關係上抱有罪惡感。自認為與父母相處不睦、對父母不孝、沒有好好孝順父母等，這些念頭都會成為罪惡感，到了父母離世後，龐大的失落感就變得令人難以承受。

那些一頭栽進居家照護的人，有很大一部分原因都來自於自己從小到大都沒有為父母親付出過什麼，所以到了父母親需要人照護時，便義無反顧地一頭栽進照護父母的工作中。

我認為日本人很不可思議的一點就是，當父母親需要照護時會拚了命地照顧父母，但是當父母親的精神身體都還很好時，卻幾乎不聞不問。尤其是兒子，如果結婚後還頻繁與母親聯絡，可能會被妻子貶為媽寶，就不能再繼續這麼做了；而如果是女兒，結婚後有了自己的家庭，也不太可能一直往娘家跑。

但我認為，日本人實在應該要趁著父母親還健在時多孝順父母才對。帶著父母去品嘗美食、一起旅行，無論是再怎麼小的事都好，應該要在日常生活中孝順父母、多累積一點珍貴的回憶才是。

我認為如果平時能擁有這些與父母相處的點滴經驗，在面臨與父母生離死別時，這些珍貴的點滴就能拯救自己，免於飽受罪惡感與失落感的折磨。

送走伴侶時也有很多人會大受打擊，從此一蹶不振，很快就變衰老。如果是丈夫先走一步，有時候妻子反而彷彿豁然開朗般，過得比以前還要充滿活力；反之也有些人（男女皆然）會無法面對伴侶的死亡，承受非常大的衝擊。

不過，這正是你與對方的夫妻關係非常充實的證明，正因為你們一起共度了如此精彩豐富的人生，失去對方的此刻才會感到如此悲傷，不妨以更正面積極的心態來看待這一點吧！

送走雙親時也是一樣，當你在面臨與親密家人生離死別的關頭時，最重要的是有沒有幾位知心好友可以讓你毫無顧忌地傾吐哀傷。千萬不要只是一個人默默關在家裡，偶爾向知心好友吐露心中的悲傷，也能化為讓你重新振作起來的助力。

如同我在前些章節提到的，年過七十後千萬不要自己孤單一人，繼續維持人際關係是非常重要的一環。

年過七十之後，會漸漸感到與別人來往很麻煩，大多數時候都是夫妻兩人一起行動。無論是一起吃飯、旅行、參與同好會等，甚至只是出門去附近一趟都總是夫妻兩人一起行動。

但是這樣的關係不可能永遠維持下去。一定會有某一方先走一步，讓某一方獨留在人世。

還留在人世的那一方，由於在這麼長的歲月中都只跟另一半一起行動，幾乎斷絕了與其他人的往來。於是當另一半過世後，就很容易變成孤零零的一個人，遲遲無法從生離死別的悲傷中重新振作起來。

正因為如此，年過七十之後一定要留意，別變成所有的行動都是「夫妻一體」。兩個人都要注意保持與別人的聯繫，不要只停留在封閉的兩人世界中。

沒有人可以預料到究竟哪一方會先走一步，唯有這麼做才能確保仍留在人世的那一方，可以繼續過著健全的人生。

千萬別錯失高齡長者陷入憂鬱的徵兆

會使七十幾歲人士瞬間老化的重要因素，除了第三章所述的癌症手術之外，同樣典型的因素就是憂鬱症了。

一旦罹患了憂鬱症，不僅食慾下降，也會讓人失去外出的動機，造成活動力急速降低。於是就變得一整天都待在家裡足不出戶，運動與大腦功能都會在很短的時間內大幅衰退。

腦內物質血清素與男性荷爾蒙都逐漸減少的高齡長者，罹患憂鬱症的機率也會大大提高。大家也許很難想像，事實上在七十五歲前的階段，罹患憂鬱症的患者比罹患失智症的患者還要多。直到年紀更大的階段，前後者的人數才會發生逆轉。

不過，儘管罹患憂鬱症的高齡長者出乎意料地多，但卻有很多人遲遲沒有就醫，並不正視這件事。這是因為高齡憂鬱症特有的兩項特徵所導致。

第一項特徵就是，當高齡長者向別人吐露：「最近好像總是提不起勁」、「沒什麼食慾」、「晚上會醒來好幾次」、「早上很早就起來了」等症狀時，很多人都會歸咎於「因為年紀大了」。

站在精神科醫師的角度來看，這些都是典型的憂鬱症症狀，但很多人，包括家人甚至是家庭醫師，都會以為年紀大了也無可奈何，不會建議對方前往專門的醫療院所就診。

結果就這麼一步步惡化，最後連衣服都不換，也出現忘東忘西的症狀時，就被診斷為失智症了。

不過，這些症狀都是由憂鬱症所引起。事實上只要給這樣的患者服用輕微的抗憂鬱症藥物，就能恢復食慾，晚上一夜好眠，忘東忘西的情況也能減少，更可以記得為自己替換衣物。

而第二項特徵是，高齡憂鬱症患者的憂鬱情緒並不那麼明顯。雖然也有些人會說出：「好想死」、「真希望菩薩早點帶我走」這種話，不過大部分患者的憂鬱情緒都不會這麼明顯，反而比較容易出現身體上的症狀，例如腰痛、身體倦怠、沒有食慾、便祕等部分占多數，因此身旁的人並不容易察覺到患者本人已經罹患憂鬱症。

由於高齡憂鬱症患者的症狀很難被認知為憂鬱症，周遭的家人朋友絕對不能錯過憂鬱症的徵兆，恰當地提出應對更是重要。

站在周遭旁人的立場來看，最容易混淆的就是失智症與憂鬱症的區分判斷。

假設七十幾歲的父母親突然變得經常忘東忘西，衣服連換都不換，也終日足不出戶，這些症狀可能是失智症，也可能是憂鬱症的症狀。

此時最好的區分方式就是，確認這些症狀是從什麼時候開始發生。如果是失智症，病情惡化的速度會比較緩慢。在沒有發生腦中風的前提下，不會突然從某天開始變得健忘，而是會一點一滴慢慢發生。

在這種情況下，就算詢問患者是從何時出現症狀，通常身旁的家人也沒辦法回答出準確的時間點。我最常聽到的回答是「好幾年前開始慢慢出現的」。

另一方面，如果是憂鬱症的話，便可能聽到「從去年三月左右開始」這樣的回覆，在短短一個月左右的時間內健忘的情形就會急遽惡化，變得完全沒辦法為自己替換衣物，食慾也大幅下滑。

舉例來說，明明過年回家時雙親身體還很硬朗，夏天盂蘭盆節（日本人在夏季返鄉祭祖的重要節日）回家時家裡就突然變得亂七八糟，雙親健忘的情況非常嚴重。若是發生這樣的情形，我認為比起失智症，更有可能是罹患了憂鬱症。

如果雙親有可能罹患憂鬱症，一定要前往專門的醫療院所尋求幫助，千萬不可置之不理。只要及早就診，便能預防憂鬱症演變為重症，在日常生活中也能恢復以往的活力。

容易罹患憂鬱症的「思考方式」，及不易罹患憂鬱症的「思考方式」

在我診療過無數高齡長者後發現，先不說憂鬱症，光是「血清素不足症候群」的人數就不少。

體內一旦缺乏血清素，就會對於疼痛的刺激變得比較敏感，也容易感到不安。因此患者常會告訴我一整天都焦慮不已，這裡痛那裡痛，哪邊不舒服等，無止境地抱怨身體不適。

如果是這樣的患者，通常只要讓他們服用抗憂鬱症藥物，增加腦內的血清素，便能解決全身諸多不適的問題。只要有充足的血清素，身體對疼痛的感覺就會變得比較遲鈍。

有些骨科醫師也很清楚這一點，對於主訴腰痛的患者也會開立抗憂鬱症藥物進行治療。

雖然最近出現的問題是，抗憂鬱症藥物難以對年輕人發揮功效，不過對於高齡長者而言還是能發揮完善的效果。我認為這正是因為高齡長者大腦中血清素越來越少的緣故。

不過，治療憂鬱症的前提絕對是必須透過諮詢來協助改善症狀，當然不能只依賴藥物。只是因為高齡患者只要服用些許藥物便能恢復活力，所以我認為不必太過擔心藥物的副作用，有彈性地使用藥物是沒問題的。

當我們在思考如何預防憂鬱症時，應該將重點放在於生活中增加血清素的分泌。如同我在第二章所述，應請長者停止粗食，多吃肉，養成曬太陽的習慣，再加上適度的運動。

而平時的思考方式也是一個重點，如果是一直以來都追求完美主義的人，最好不要再繼續這樣下去。因為，原本認為非得做到的事情，隨著年齡漸長後，自己也可能會漸漸變得做不到。抱有完美主義的人本來就對自己很嚴格，當發現自己做不到時，很可能會感到非常錯愕，從此一蹶不振。

但事實上是自己已經不像從前一樣年輕了，請告訴自己做不到也是理所當然，睜一隻眼、閉一隻眼就可以了。

當年紀越來越大，幾乎所有人都會變得越來越頑固，但這樣的傾向也只會讓自己痛苦而已。在接觸到與自己相異的價值觀，或原本認定是錯誤的想法時，不要急著一下子下定論，請告訴自己世上原來也有這樣的思考方式，當作是不一樣的觀點接納就可以了。

這世界上有數不盡的觀點看法，絕不會只有一種標準答案。絕大多數的事物都介於灰色地帶，不是非黑即白。抱有更宏觀的視野，不但可以減少對自己的壓迫，也能讓自己遠離陷入憂鬱症的危機。

男性荷爾蒙無論對男女而言都是年輕的泉源

過了七十歲之後，男性荷爾蒙會顯著地減少。大多數人應該都知道男性荷爾蒙減少會造成性功能衰退，不過事實上除了性功能外，男性荷爾蒙也會在很多層面造成影響。

首先就是會讓人對於人際關係感到厭煩。一旦男性的男性荷爾蒙減少，不只會對女性不感興趣，包含同性的所有人際關係都會失去興趣，結果就變成完全不想與人往來。

女性也是一樣。當女性停經後男性荷爾蒙的分泌會增加，有些人正因為這樣而變得在人際關係上更加活躍、更喜愛社交往來。

有些以往比較內向的女性，到了六十歲後由於自由時間變多，開始會與朋友外出、學習新事物等，每天過著多采多姿的生活。另一方面，我們卻常會見到退休後的男性每天只待在家裡無所事事。我認為上述這些男性與女性行為上的變化，正是受到男性荷爾蒙增減的影響。

最近的研究中也指出，男性荷爾蒙較多「會讓人變得比較親切」。平常大家對於男性荷爾蒙的印象可能是比較具有攻擊性，但實際上男性荷爾蒙也具有待人溫柔的這一面。

我們常會看到一些訴求救濟弱勢的政治家，私底下其實外遇劈腿，被大眾批判為「言行不一」，但若是站在男性荷爾蒙的觀點來看，其實這兩者具有共通性。

那就是由於男性荷爾蒙較多，會以較溫柔的視線看待他人，因此這樣的人在戀愛方面也會比較積極。

此外，比較少為人知的是，男性荷爾蒙減少也會使記憶與判斷力跟著下降。

就結論而言，男性荷爾蒙減少不僅會降低與別人往來的意願，也會讓人喪失好奇心與行動意願，結果導致一個人失去活力。

由於就連活動身體都不願意，在運動能力方面也會很快老化。

日本高齡男性的男性荷爾蒙普遍較少，在我的臨床經驗中，我感覺七十幾歲的男性中，約有八成都處於男性荷爾蒙不足的狀態。

先前已經在第二章中講解了該如何在生活中維持男性荷爾蒙，不過在這裡我想再加強說明有關於荷爾蒙補充療法。

所謂的荷爾蒙補充療法指的是藉由藥物補充體內所缺乏的男性荷爾蒙。七十幾歲的患者只要稍微補充一點藥物，就可以重新恢復活力，健忘的毛病也能獲得改善，讓整個人變得煥然一新。

我認為，即使是原本被視作失智症的人，只要補充男性荷爾蒙，或服用抗憂鬱症藥物，應該有半數以上的人症狀可以獲得好轉。

以往的荷爾蒙補充療法常會受到大眾的諸多質疑，像是會不會因副作用而禿頭、是否會對前列腺造成不良影響、性格是不是變得很兇惡等等，不過，現在的新治療方式已經幾乎不必擔心副作用的問題了。

不過，並不是所有荷爾蒙補充療法都適用於健保，有些可能需要付出高昂的費用。但就我來看，有些人甚至每個月都花好幾萬日圓購買那些不見得會有明確效果的健康食品，比起那些健康食品，荷爾蒙補充療法才是確實有效的治療方式。

此外，日本社會普遍都將高齡人士的性生活視為是一種禁忌，但無論活到多老，還是應該持續意識到性生活才對，這一點非常重要。請不要受到「老不修」等傳統觀念的束縛，主動把自己當成行將就木的老人。

在歐美，無論到了幾歲仍會希望自己受到異性歡迎，這是很正常的事。保持對性的興趣與關心就生物而言是理所當然的，而這也對於維持男性荷爾蒙非常有效。男性荷爾蒙正是年輕的泉源。

年齡漸長後變得越來越體貼溫和，就是通往幸福的捷徑

究竟什麼才是幸福的晚年生活，答案因人而異。長年來投身於高齡醫療的我認為，豐富的人際關係才是帶來幸福晚年的關鍵。

那些住院的高齡長者當中，有些人總是隨時都有訪客前來探視慰問，受到大家欣羨。每當我偷看那些被訪客圍繞的患者，他們臉上都是難以言喻的幸福表情。

反之，也有些高齡人士與家人關係疏遠，朋友似乎也很少，病榻前幾乎沒有人來探訪。

我以前工作的醫院中常會有許多社會地位比較高的高齡人士前來住院，可

是，病房裡訪客是否絡繹不絕，與患者的社會地位毫無關聯。

就算是交遊廣闊的前社長或前議員，也並不見得會有很多人頻繁前來探視。還在工作時社會地位越高的人，老了之後反而越孤單。

尤其是年少得志，或靠著討好上位者而飛黃騰達的人，到了晚年更是寂寥不已。因為到了那時，提拔自己的上位者都已經過世了，而且平時自己並沒有關照下屬，因此並不受到下屬的愛戴。

當自己還在職場工作的階段，下屬還不得不做做表面功夫，但到了晚年住院後，自己就徹底成了一個「普通人」，誰也不想前來關心以前的上司。

另一方面，就算是做著極為平凡的工作，如果當年工作時有不計較得失地幫助別人，行為處事光明磊落、不投機取巧，就算老了住院後，也會有很多下屬及朋友前來探訪。

到頭來，凡事只考慮自己、不顧周遭旁人的人，也許在當下可以春風得意，到了將來才會發現自己毫無人望。與其如此，不如從平日就或多或少幫助、關照別人，等到老了之後才能保有人際關係上的富足。

年過七十之後不要再只是為了自己而活，不妨稍微改變想法，偶爾也可以為周遭旁人付出，我想這樣應該會比較好。

當然一定會有人認為，都已經活到這把年紀了，不想再做這麼麻煩的事，不想再為了別人而活，只想要自己悠閒地過日子就好。我並不是要否定這樣的想法。

只是，平時有心幫助別人的人，一定會受到大家的喜愛，人際關係不會隨隨便便消失。這樣的人會經常受到別人的邀約，因此可以常保年輕，而且當自己遇到難關或煩惱時，也能很快找到可以傾訴的對象。我認為，值得信賴的交友圈可以幫助自己獲得幸福又充滿活力的晚年。

我自己在年輕時也很自以為是，凡事都只考慮自己，肯定是一個討人厭的傢伙。不過，隨著我在高齡人士的醫療現場服務這麼多年下來，我的想法也漸漸產生了改變。

看過無數位高齡人士的晚年後，我察覺到身分地位或財富都無法決定一個人的人生。當一個人活到最後，看的是平時自己怎麼對待他人。

我現在經常思考該如何幫助弱勢，以及遇到難關的人，而當我自己年紀也越來越大之後，更深切感受到應該如此。

有讀過我的著作就會知道，我寫的每一本書都激烈批判強權，並站在社會上的弱勢族群立場，替高齡人士與貧困階層發聲。

我現在能夠越來越溫柔地對待自己與別人，於此同時也讓我一點一滴地感受到自己非常幸福。

我並不是要強迫大家一定要這麼做，不過，隨著年紀越來越大，大家如果能稍微為別人著想，溫柔對待他人的話，自己一定也會感到心靈非常充實。

無論是幫助正面臨難關的朋友一臂之力，或是做點義工活動奉獻所能也好，在付出自己的力量時，不妨試著以幫助別人為目的，而不是只為了獲取金錢而已。

對別人付出的善意，將會讓你的晚年人生變得更加豐富，心靈也能感到充實富足。我認為，隨著年齡越來越大，心靈也要變得更溫柔，就是通往幸福晚年的最快捷徑。

Beautiful Life 81

幸齡人生70開始

70歲是老年健康決勝點！做好這些事，安心慢老快樂活

原著書名——70歳が老化の分かれ道
原出版社——株式会社 詩想社
作者——和田秀樹

譯者——林慧雯
責任編輯——劉枚瑛
版權——吳亭儀、江欣瑜、林易萱
行銷業務——黃崇華、周佑潔、賴玉嵐

總編輯——何宜珍
總經理——彭之琬
事業群總經理——黃淑貞
發行人——何飛鵬
法律顧問——元禾法律事務所 王子文律師
出版——商周出版
台北市南港區昆陽街16號4樓
電話：(02) 2500-7008 傳真：(02) 2500-7759
E-mail：bwp.service@cite.com.tw
Blog：http://bwp25007008.pixnet.net./blog
發行——英屬蓋曼群島商家庭傳媒股份有限公司城邦分公司
台北市南港區昆陽街16號8樓
書虫客服專線：(02) 2500-7718、(02) 2500-7719
服務時間：週一至週五上午09:30-12:00；下午13:30-17:00
24小時傳真專線：(02) 2500-1990；(02) 2500-1991
劃撥帳號：19863813 戶名：書虫股份有限公司
讀者服務信箱：service@readingclub.com.tw
城邦讀書花園：www.cite.com.tw
香港發行所——城邦（香港）出版集團有限公司
香港九龍土瓜灣土瓜灣道86號順聯工業大廈6樓A室
電話：(852) 25086231傳真：(852) 25789337
E-mailL：hkcite@biznetvigator.com
馬新發行所——城邦（馬新）出版集團【Cité (M) Sdn. Bhd】
41, Jalan Radin Anum, Bandar Baru Sri Petaling,
57000 Kuala Lumpur, Malaysia.
電話：(603) 90563833 傳真：(603) 90576622
E-mail：services@cite.my

美術設計——copy
印刷——卡樂彩色製版印刷有限公司
經銷商——聯合發行股份有限公司 電話：(02) 2917-8022 傳真：(02) 2911-0053

2023年5月2日初版
2024年8月30日初版5刷
定價350元 Printed in Taiwan
ISBN 978-626-318-656-9
ISBN 978-626-318-657-6 (EPUB)

『70歳が老化の分かれ道』(和田 秀樹)
NANAJUSAI GA ROKA NO WAKAREMICHI

國家圖書館出版品預行編目(CIP)資料

幸齡人生70開始：70歲是老年健康決勝點！做好這些事，安心慢老快樂活 / 和田秀樹著；林慧雯譯. -- 初版. -- 臺北市：商周出版：英屬蓋曼群島商家庭傳媒股份有限公司城邦分公司發行, 民112.05
216面；14.8×21公分. -- (Beautiful life；81) 譯自：70歳が老化の分かれ道
ISBN 978-626-318-656-9 (平裝) 1. CST：健康法 2. CST：老年 411.1 112004675

廣　告　回　函
北區郵政管理登記證
台北廣字第000791號
郵資已付，免貼郵票

104台北市民生東路二段 141 號 B1

英屬蓋曼群島商家庭傳媒股份有限公司
城邦分公司

請沿虛線對摺，謝謝！

書號：BB7081　　**書名**：幸齡人生70開始　　**編碼**：

請於此處用膠水黏貼

商周出版

讀者回函卡

線上版讀者回函卡

感謝您購買我們出版的書籍！請費心填寫此回函卡，我們將不定期寄上城邦集團最新的出版訊息。

姓名：________________________ 性別：☐男 ☐女

生日：西元________年________月________日

地址：________________________

聯絡電話：________________ 傳真：________________

E-mail ：

學歷：☐ 1. 小學 ☐ 2. 國中 ☐ 3. 高中 ☐ 4. 大學 ☐ 5. 研究所以上

職業：☐ 1. 學生 ☐ 2. 軍公教 ☐ 3. 服務 ☐ 4. 金融 ☐ 5. 製造 ☐ 6. 資訊

☐ 7. 傳播 ☐ 8. 自由業 ☐ 9. 農漁牧 ☐ 10. 家管 ☐ 11. 退休

☐ 12. 其他________________________

您從何種方式得知本書消息？

☐ 1. 書店 ☐ 2. 網路 ☐ 3. 報紙 ☐ 4. 雜誌 ☐ 5. 廣播 ☐ 6. 電視

☐ 7. 親友推薦 ☐ 8. 其他________________

您通常以何種方式購書？

☐ 1. 書店 ☐ 2. 網路 ☐ 3. 傳真訂購 ☐ 4. 郵局劃撥 ☐ 5. 其他______

您喜歡閱讀那些類別的書籍？

☐ 1. 財經商業 ☐ 2. 自然科學 ☐ 3. 歷史 ☐ 4. 法律 ☐ 5. 文學

☐ 6. 休閒旅遊 ☐ 7. 小說 ☐ 8. 人物傳記 ☐ 9. 生活、勵志 ☐ 10. 其他

對我們的建議：________________________

____

____

請於此處用膠水黏貼

Beautiful Life

Beautiful Life

Beautiful Life